AF328123

PUBLICATIONS DU *PROGRÈS MÉDICAL*

TECHNIQUE GÉNÉRALE

DE

L'HYSTÉRECTOMIE VAGINALE TOTALE

EN GÉNÉRAL

ET

HYSTÉRECTOMIE VAGINALE TOTALE

POUR CANCER DE L'UTÉRUS

PAR

Le Dr L. LONGUET

Ancien interne des hôpitaux.

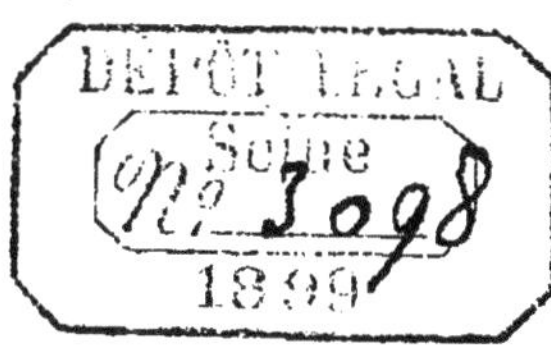

PARIS

<table>
<tr><td>AUX BUREAUX DU</td><td>FÉLIX ALCAN</td></tr>
<tr><td>PROGRÈS MÉDICAL</td><td>ÉDITEUR</td></tr>
<tr><td>14, rue des Carmes, 14</td><td>108, boulevard Saint-Germain, 108</td></tr>
</table>

1899

I

TECHNIQUE GÉNÉRALE

DE

L'HYSTÉRECTOMIE VAGINALE TOTALE

I. — Soins préliminaires (1).

Si l'on met de côté les perfectionnements de l'instrumentation, on peut dire que c'est en partie grâce à l'antisepsie que l'hystérectomie vaginale, ressuscitée par Czerny, Billroth, Demons, Péan, Richelot, Kottmann, etc., a pu conquérir la place prépondérante qu'elle mérite dans la thérapeutique des affections pelviennes. Ici, comme partout, les découvertes pastoriennes ont provoqué une révolution en apportant une sécurité que Récamier, Blondel, Sauter et tous ceux qui firent les premières ablations de la matrice par le vagin, ne pouvaient acquérir même avec une technique relativement satisfaisante. Il est évident que l'application des préceptes de la religion anti et aseptique

---

(1) Consultez comme travaux de l'auteur sur la question : l'hystérectomie vaginale dans le traitement des salpingites, leçon recueillie de M. Quénu, *Presse médicale*, 6 juillet 1895 ; l'hystérectomie vaginale dans le traitement des fibromes, leçon recueillie de M. Quénu, *Semaine gynécologique*, 1896 ; l'hystérectomie vaginale totale dans l'inversion utérine, *Gazette des Hôpitaux*, 5 juillet 1898 ; l'hystérectomie vaginale totale dans le prolapsus utérin, *Gazette des Hôpitaux*, 22 septembre 1898 et *Gazette des Hôpitaux*, 27 septembre 1898 ; l'hystérectomie vaginale totale dans ses applications exceptionnelles à la pathologie pelvienne, *Bulletin générale de thérapeutique*, 1898.

demande à être ici formellement suivie. Et cependant ce qui a fait un peu la fortune de l'opération dont nous nous proposons de faire l'étude complète, c'est qu'elle pardonne assez volontiers les inoculations pourvu qu'elles ne soient pas grossières. Telle faute qui tue l'opérée lorsqu'on enlève l'utérus par l'abdomen, n'entraîne pas la conséquence fatale, lorsqu'on procède à l'ablation par les voies naturelles. Pourquoi cette grande différence? On a dit et répété que le péritoine pelvien est moins susceptible que celui de la grande cavité, le fait reste à démontrer. Il y a bien, sans celle-là, d'autres raisons dont la valeur n'est guère contestable. L'hystérectomiste, une fois incisés les culs-de-sac péritonéaux et dénudée la vessie, travaille plus avec les pinces qu'avec les doigts ; et ces pinces sont stérilisées. Le laparotomiste, au contraire, se sert presque exclusivement des doigts ; il introduit parfois la main entière dans le ventre lorsqu'il décortique l'utérus et qu'il énuclée les annexes malades ; travail du doigt, ce n'est plus déjà la stérilité absolue comme celle de l'instrumentation ; c'est la désinfection relative. Le premier extériorise rapidement l'organe qu'il va enlever par le vagin ; le second au contraire agit comme au fond d'un puits. L'un laisse des soies ou des fils divers dans le péritoine ; l'autre, abandonne des pinces à forcipressure, mais il les abaisse dans le vagin, loin de la grande séreuse. L'hystérectomiste produit toujours un vaste trou, au centre du pelvis, trou qui serait parfaitement déclive, n'était l'arrière-fond de Douglas ; ce n'est pas moins un drainage permanent et bien placé ; le laparotomiste draine souvent, mais le tube est mal orienté, ascendant, et les liquides doivent monter pour s'évacuer. Chose curieuse, c'est souvent dans les grandes suppurations pelviennes, que l'extirpation *per vaginam*, menée au milieu de ruisseaux de pus, est suivie de la plus minime réaction. Les grandes suppurées sont celles qui supportent le mieux l'hystérectomie faite « malproprement». C'est qu'ici l'utérus et les annexes se laissent décortiquer de dessous un dôme d'adhérences et de faussés membranes qui ferment le cœlome, et tout entier l'acte opératoire demeure *extra-péritonéal*.

Telles sont rapidement exposées quelques-unes des raisons qui ont contribué au triomphe de l'hystérectomie vaginale. Moins rigoureuse pour l'asepsie, elle a donné pour certains chirurgiens jusqu'à ces dernières années une sécurité plus grande que la laparotomie. Il n'en faut pas moins se conformer ici scrupuleusement aux grandes règles ; les voici :

Stérilisation instrumentale et précautions d'usage s'imposent. Le champ opératoire, c'est le vagin. Il faut bien savoir qu'on arrive à le désinfecter, mais jamais à l'aseptiser. Les plissements et les culs-de-sac vaginaux échappent toujours plus ou moins à notre action et ne sont jamais aussi faciles à désinfecter que la peau. Des bains généraux pendant les huit jours qui précèdent, des irrigations vaginales multiples et abondantes au sublimé ou au permanganate pendant le même laps de temps; des lavements la veille de l'opération pour désencombrer le rectum, un purgatif l'avant-veille constituent le régime et le traitement préopératoire. Lavage, brossage, savonnage de la vulve rasée et du vagin jusque dans ses culs-de-sac sont renouvelés si besoin est au début de l'opération, lorsque la malade est endormie et qu'une valve peut être mise pour voir clair, que le col est facile à fixer, et qu'une injection de teinture d'iode, poussée dans la cavité utérine, est bien tolérée. Parfois on fait un curettage préliminaire en cas d'affection très septique. Voilà comment on obtient une désinfection suffisante en pratique. Avant de commencer, la vessie est vidée avec une sonde, une dernière irrigation est donnée ; une seule compresse est mise si l'on craint les évacuations rectales, de telle sorte qu'elle masque l'orifice anal; on la suspend verticalement et transversalement en l'accrochant par son bord supérieur aux téguments de l'opérée, par trois pinces de Kocher ; deux latérales au niveau des fesses, une médiane au niveau de la fourchette. Inutile de mettre d'autres compresses

sur la face interne des cuisses qui ont été préalablement
nettoyées. Rien autour de la vulve, afin de manœuvrer à
l'aise. Une compresse dans quelques cas sur la région
hypogastrique lorsque l'opérateur devra s'aider de manœuvres de refoulement de haut en bas pour abaisser le fond
de l'utérus. Enfin chaque fois que l'hystérectomie s'an-
nonce comme devant être particulièrement difficile, pour
un gros fibrome, par exemple, ou même, dans tous les cas,
par prévoyance, la paroi abdominale doit être préparée et
munie d'un pansement, comme pour une laparotomie.
Celle-ci peut, en effet, devenir indispensable, soit pour
assurer l'hémostase, soit pour enlever des fragments d'annexes ou encore pour extraire un fibrome à pédicule rompu
qui s'égare en l'abdomen.

C'est pendant l'exécution de ces derniers préparatifs que
la malade est endormie. Certains chirurgiens, Doyen par
exemple, mettent dès la veille un ballon de Gariel afin
d'obtenir une dilatation du conduit vaginal. Cette précaution nous a toujours paru inutile, car dans le cas de sclérose
sénile pelvienne et de vagin inextensible où la dilatation
serait particulièrement précieuse, ces ballons ne dilatent,
ni n'assouplissent le conduit vaginal.

L'*attitude* de l'opérée c'est le décubitus latéral gauche
pour Péan, Pozzi (1) dans certains cas. C'est la position
dorso-sacrée ou de la taille pour presque tous les chirurgiens, Richelot, Segond, Quénu, jambes pliées sur les cuisses et cuisses pliées sur le bassin, maintenues soit par des
supports métalliques, soit par des aides spéciaux. Ces jambes sont enveloppées d'un pansement ouaté. Le bassin doit
faire hernie hors du bord de la table, et s'incliner en bas
dans toute la partie qui dépasse la table. Doyen donne à ses
malades l'attitude d'extension des jambes, avec très légère
flexion des cuisses sur le bassin (flexion à angle obtus), ce
qui faciliterait les tractions dans l'axe du canal pelvien.
Il fait observer que dans l'attitude de la taille, la vulve et

---

(1) Cité par Baudron.

le canal vaginal regardent en haut ; ce qui est peu favorable aux tractions dans l'axe du pelvis. Presque tout le monde cependant se déclare satisfait de la position de la taille. L'opérateur est assis, et comme la table est haute, il se trouve bien en face de la vulve. Un aide principal est assis à droite ou à gauche du chirurgien. Un deuxième aide debout, par-dessus la cuisse droite, est utile pour maintenir la valve supérieure, qui récline la vessie (1). Les instruments sont à portée de l'opérateur et à sa droite. Un laveur est à proximité de l'aide. Toute l'instrumentation a été préalablement exposée dans des plateaux. Elle sera restreinte comme nombre ; mais il faut cependant soixante à soixante-cinq instruments environ dont voici l'énumération :

A. Dans l'hystérectomie vaginale en général, nous avons coutume de répartir ce petit arsenal en 4 plateaux et en 4 petites cuvettes ou autres récipients selon la destination des instruments.

Plateau n° I. — Instruments piquants et coupants de petite dimension : 11 instruments (2 bistouris ordinaires, 3 paires de ciseaux, 2 pinces à disséquer à griffes, 1 petite curette de Volkmann, 1 aiguille de Reverdin courbe, en cas de déchirure du vagin ou de la vessie, 1 trocart, dans le cas où il faudrait ponctionner une poche, 1 sonde cannelée en guise d'hystéromètre et aussi de mandrin pour introduire la sonde à demeure, quelques épingles anglaises.

Plateau n° II. — Instruments de traction ou d'abaissement, 6 instruments (6 pinces à traction à 4, à 6, à 8 dents).

Plateau n° III. — Instruments d'hémostase, 18 instru-

---

(1) Segond, d'après Baudron, emploie un troisième aide préposé aux éponges, un quatrième aux instruments. Pour nous, deux aides sont le grand maximum, et un seul peut suffire pour les cas faciles, s'il est assistant expérimenté.

ments (6 grands clamps droits, de 6 centimètres de mors et 10 centimètres de manche, 6 pinces américaines longues (modèle Quénu), 6 pinces hémostatiques longues (servant surtout comme porte-tampons).

Plateau nº IV. — Ecarteurs et petites pinces hémostatiques, 30 instruments (6 écarteurs, 1 valve de Sims, 1 écarteur long de Péan pour récliner la vessie, 2 écarteurs courts, 2 écarteurs longs. Jamais nous n'introduisons plus de 2 écarteurs en même temps au cours de l'intervention. 6 petites pinces hémostatiques, 6 pinces américaines, 6 pinces de Kocher, 6 pinces en cœur).

Cuvette nº V. — 1 sonde de femme en verre, 1 sonde de Pezzer.

Cuvette nº VI. — Soies à catgut en cas de déchirures de la vessie ou du vagin.

Cuvette nº VII. — Tampons.

Cuvette nº VIII. — Sublimé pour les mains. Le tout est disposé sur la table à deux étages (modèle Quénu) ; les 4 plateaux à l'étage supérieur, les 4 cuvettes à l'étage inférieur.

En résumé, 65 instruments, parmi lesquels 30 spéciaux pour l'hystérectomie (6 pinces à traction, 18 pinces à hémostase pinces clamps, 6 écarteurs).

Ne pratiquant jamais le morcellement en dehors des cas de fibrome, nous n'avons besoin que d'un matériel très restreint. Dans l'hémostase à demeure, notre maître Quénu n'a pas recours aux pinces courtes, dites de Segond ; mais tantôt aux grandes pinces droites (longuettes de 16), tantôt aux pinces américaines longues, solides et un peu écrasantes que nous avons fait construire à cet effet. Nous n'avons pas employé les pinces à ligament large de Doyen (deuxième modèle, ou puissant) parce qu'elles sont encombrantes et un peu monumentales. Nous rejetons son premier modèle (pinces élastiques cintrées), qui ne nous paraît pas pincer assez solidement la totalité du ligament large. Nous rejetons également tous les grands clamps courbes sur le champ, imaginées par Péan, et connues sous le nom de « pince de Richelot », ce chirurgien d'ailleurs les a abandonnées également depuis 1888. Les longs bistouris droits et coudés n'ont pas non plus aucune raison d'être, car ne pratiquant pas de morcellement, nous n'avons pas à tailler de losanges, de cubes ou de cônes dans le tissu utérin. MM. Richelot et Segond emploient des éponges; il y a plus de dix ans que Quénu, ici comme pour toutes les opérations, substitue les tampons simplement et parfaitement stérilisés par le passage à l'autoclave. Comme Richelot, nous pensons qu'il n'est pas besoin de monter les tampons ou les éponges sur des pinces à anneau doré; « un chirurgien de sang-froid connaît chacun des instruments qu'il a placés, même quand ils sont nombreux, il peut les retrouver, les désigner » (Richelot).

B. Dans l'hystérectomie vaginale en cas de fibrome, le morcellement nous fait ajouter, dans le plateau n° II destiné à la traction, les instruments particuliers à cette manœuvre, à savoir : 1° une paire de ciseaux courbes à longs manches, dont nous nous servons comme d'un levier; 2° des pinces gouges au nombre de quatre; 3° une érigne hélicoïdale (tire-bouchon) de Doyen; 4° des cylindres tranchants de Doyen.

Actuellement nous n'employons plus les cylindres tranchants, qui ne nous ont pas satisfait, et nous faisons fort peu usage du tire-bouchon, qui ne déloge pas mieux les fibromes que les ciseaux courbes employés comme leviers, selon la pratique de Quénu.

II. — Acte opératoire.

Richelot (1) pense qu'il est peu utile « de scinder l'opération en plusieurs temps successifs ». Il préfère « suivre
pas à pas les mouvements de l'opérateur et de ses aides ».
Nous comprenons fort bien que l'on soit peu tenté de
décrire l'hystérectomie vaginale temps par temps lorsqu'on
fait du morcellement et qu'on enlève les morceaux comme
on peut. Mais pour tous les cas où le morcellement et
l'hémostase préventive peuvent être supprimés (et nous
estimons qu'il doit en être ainsi dans la presque totalité
des cas), l'hystérectomie vaginale est une des opérations
les mieux réglées de la chirurgie. Voilà pourquoi, au
risque de paraître un peu fastidieux, nous procéderons
temps par temps dans toutes nos descriptions du manuel
opératoire. Pour éviter des redites, cependant nous ne
dirons ici qu'un mot du plan général de l'opération, tous
les détails devant trouver leur place à propos de chaque
affection en particulier, fibromes, prolapsus, etc. L'extirpation de l'utérus par le vagin se résume toujours pour
nous aux quatre temps suivants :

*Premier temps. Abaissement et incision circulaire du
col.* — Le vagin est incisé aussi près que possible de
l'orifice externe du col, soit à 1 centimètre de ce dernier.
L'incision circulaire est classique. Il y a cependant des
variantes, telle l'incision elliptique (Pichevin), la circulaire
avec débridements transversaux (Segond). Ce sont là des
incisions d'auteur qui seront étudiées en leur lieu et place.

*Deuxième temps. Décollement du parametrium en
avant, en arrière, et un peu latéralement.* — La vessie

---

(1) Richelot. — *De l'hystérectomie vaginale pour cancer,*
Paris, 1894.

accompagnée des uretères est réclinée après un travail de dissection aux ciseaux puis de rugination avec le doigt sur la face antérieure du col, en procédant largement sur le côté. Nous estimons qu'il est toujours prudent de repérer le bas-fond vésical avec une sonde, dès qu'on a quelque crainte de s'égarer. Le rectum est facilement séparé. L'ouverture précoce du Douglas, lorsqu'il est libre, permet l'*exploration* digitale de la cavité pelvienne ; on recherche l'unilatéralité ou la bilatéralité des lésions annexielles, on va à la découverte de poches purulentes, ou bien encore l'on prend connaissance de l'existence de bosselures fibromateuses sessiles ou pédiculisées. Dans quelques cas, il est utile aussi de faire l'exploration digitale par le cul-de-sac antérieur, dès qu'il est ouvert.

Troisième temps. Dégagement et extraction de l'utérus. — Ici commence le temps fondamental de l'opération : c'est l'hystérectomie proprement dite. Indépendamment de l'hémostase qui sépare les chirurgiens en deux grandes catégories, selon qu'ils la pratiquent première ou dernière, c'est à notre sens dans l'exécution de ce troisième temps (qui est le principal) que les procédés diffèrent essentiellement les uns des autres, que chaque manière de faire caractérise un « procédé ». Ces procédés sont simples ou composés, selon que l'extraction se fait par une ou plusieurs manœuvres élémentaires.

a) *Procédés simples.* Types purs : L'extraction de l'organe utérin peut se faire : 1° en *antéversion* monofragmentaire ou bascule en avant : Procédé de *Czerny* (1) ;

2° en *antéflexion* monofragmentaire fissurée ou *hémisection* médiane de *Doyen* ;

3° en *antéversion* multifragmentaire avec *hémirésection* médiane de *Segond* ;

---

(1) Nous ne parlons que des chirurgiens ayant opéré depuis l'antisepsie.

4° en *rétroversion* monofragmentaire ou bascule en arrière de *Richelot* (1) (première manière);

5° en *latéroversion* monofragmentaire après section prématurée d'un seul ligament large (ancien procédé français);

6° dégagement *dans l'axe*, monofragmentaire, ou nouveau procédé français;

7° dégagement *dans l'axe*, multifragmentaire, ou *morcellement* de Péan;

8° dégagement dans l'axe bifragmentaire par *endoversion* et *bisection médiane* de Quénu.

La valeur exacte de chaque procédé est extrêmement variable; elle ressortira de nos études ultérieures. Je dirai seulement que, sans chercher à être éclectique, aucun procédé ne me paraît devoir être systématiquement rejeté, parce qu'il trouve son application dans certains cas donnés, mais de l'inégale valeur résulte que certains *modus faciendi* sont nécessairement appelés à devenir les uns des procédés *courants*, les autres des procédés *d'exception*.

b) Procédés combinés. — Voici deux exemples de ces types mixtes :

1° Dans le prolapsus utérin, Doyen conseille l'ablation de l'utérus, non pas par son procédé ordinaire, mais par bisection médiane (procédé de Quénu), et bascule en arrière (procédé de Richelot). La désignation exacte de cette technique nous paraît être : procédé *Quénu-Richelot-Doyen*, pour prolapsus.

2° La même section médiane (de Quénu) (2), combinée à la bascule en arrière (de Richelot) pour certains cas spéciaux

---

(1) Martin n'a préconisé cette manière de faire que pour l'utérus cancéreux; Richelot l'a conseillé pour tous les utérus mobiles ou mobilisables.

(2) La section médiane a été conseillée, puis répudiée par Müller, non pour le temps d'hystérectomie proprement dite, mais pour le quatrième temps, ou de l'hémostase.

de rétroflexions (Longuet) (1) justiciables de l'hystérectomie, ceux où l'utérus « très coudé, très élevé, est insuf-
fisamment abaissable », nous a paru une technique très
recommandable. Pour les raisons développées ci-dessus,
le procédé que nous avons décrit est en réalité un *Quénu-
Richelot-Longuet*, pour rétroflexion.

*Quatrième temps. Hémostase dernière et excision
de l'utérus.* — L'utérus étant abaissé à la vulve, il faut
réaliser, si cela n'a été fait préventivement, l'hémostase
dernière et définitive des pédicules vasculaires, c'est-à-
dire des ligaments larges. La technique la plus répandue
consiste actuellement dans la forcipressure à demeure (Richelot) faite soit de bas en haut, soit mieux de haut en bas,
c'est-à-dire du bord supérieur vers la base du ligament
large, avec un minimum de 4 pinces, 2 de chaque côté,
dont une de sûreté en cas de rupture de l'une d'elles.

Il y a trois manières de faire l'hémostase :

1° La *ligature* qui fut employée tout d'abord par les
premiers chirurgiens jusqu'en 1886, n'est plus restée en
France que comme technique d'exception dans les cas où les
fils sont faciles à placer ou lorsqu'il faut assurer la réunion
par première intention. En Allemagne, Martin, Olshausen
et la plupart des gynécologues sont restés fidèles à la ligature. En Belgique, Jacobs, Rouffart y reviennent. Doyen,
dans certains cas, l'applique également. Nous-mêmes l'a-
vons préconisée dans les cas où il faut obtenir une réunion
par première intention pour le prolapsus (Quénu (2), Longuet (3), et pour l'inversion (Duret (4), Longuet (5) pour

---

(1) Longuet. — De l'hystérectomie vaginale totale dans ses applications exceptionnelles à la pathologie pelvienne. *Bulletin
général de thérapeutique*, 1898.

(2) Quénu. — *Bulletin de la Société de Chirurgie*, 1893.

(3) Longuet. — De l'hystérectomie vaginale pour prolapsus.
Gazette des Hôpitaux, septembre 1898.

(4) Duret cité par Longuet. — Hystérectomie pour inversion.

(5) Longuet.— Hystérectomie vaginale pour inversion. *Gazette
des Hôpitaux*, juillet 1898.

reconstituer ensuite le plancher périnéal. Péan, pendant longtemps, a employé un procédé mixte. Il pinçait préventivement, puis en terminant l'opération, il remplaçait les pinces par des fils. Lorsqu'on est certain de faire facilement une bonne hémostase avec des fils, il ne peut y avoir qu'avantage à procéder ainsi.

2° La *forcipressure à demeure*, systématisée par Richelot (1), à qui revient intégralement tout l'honneur, est jusqu'ici le procédé de choix, vu la grande facilité et la sécurité qu'elle donne. Toutes les attaques qui ont été dirigées au début contre les pinces à demeure par Demons, par Pozzi et d'autres, n'appartiennent plus qu'à l'histoire. Difficulté d'application ; pincement concomitant de l'uretère, de la vessie, du rectum ; encombrement du vagin ; élimination par escharifications des parties étreintes ; gêne et douleurs pendant quarante-huit heures, tous ces arguments sont sans valeur et ne méritent même plus les honneurs de nouvelles discussions. Des milliers de faits sont plus puissants que toute théorie. Par contre, les pinces ont le grand avantage de faciliter et d'abréger l'opération, d'être toujours applicables dans toutes les circonstances, de jouer le rôle de drain, et l'on conçoit que la pratique de Richelot ait partout reçu une faveur très justement méritée.

3° L'*angiothripsie* vient d'être mise en pratique par Doyen (2) et Tuffier (3). « Dans l'hystérectomie vaginale l'écrasement des ligaments larges est particulièrement avantageux, que l'on doive employer pour l'hémostasie définitive les pinces ou les ligatures » (Doyen, p. 202). Ces nouvelles pinces sont « de véritables appareils de forcipressure ; » elles réduisent à une mince couche de tissu cellulo-fibreux les tissus qu'on va lier ou pincer, elles per-

---

(1) Richelot. — Ce point d'historique sera, comme les autres, développé ultérieurement par nous.

(2) Doyen. — Technique chirurgicale, Paris, 1897.

(3) Tuffier.—*Bulletin de la Soc. de Chirurgie*, 1897 et 1898, et *Revue de Chirurgie abdominale*, 1898. — Tessier. L'Hystérectomie vaginale par angiothripsie sans pince à demeure ni ligature, thèse Paris, 1897-1898.

mettent l'application beaucoup plus facile des ligatures, et lorsqu'on pratique la forcipressure, préviennent tout dan-ger d'hémorragie secondaire (p. 468). Mais l'écrasement ter-miné, Doyen applique au même endroit des pinces lon-guettes à demeure comme de coutume. Il évite soigneu-sement la section complète. C'est par là principalement que Tuffier, systématisant l'angiothripsie à toutes les hysté-rectomies, et ne laissant aucune pince à demeure, diffère totalement de Doyen. Ainsi se trouveraient contournés tous les inconvénients qu'on peut reprocher à l'hémostase à la Richelot. Il est certain que ces tentatives sont très intéressantes, et le jour où il sera absolument prouvé par un nombre imposant d'observations, que la manœuvre des pinces écrasantes n'est ni difficile, ni encom-brante, qu'elle garantit contre l'hémorragie sous toutes ses formes, et qu'elle réalise le but qu'elle se propose, la grande majorité des chirurgiens aura sans doute tendance à reconnaître là un progrès. Aujourd'hui la question n'est pas encore sortie de sa phase embryonnaire.

L'hémostase dernière réalisée, deux coups de ciseaux détachent l'utérus et l'opération est terminée. Selon les cas, on enlève ou non les annexes; pour cela il suffit de faire le placement des pinces en dehors ou en dedans des annexes. L'ablation de l'utérus sans les annexes constitue une *castration utérine*, l'ablation concomitante des annexes, *une castration totale ou utéro-annexielle*. Dans la grande majorité des cas, c'est cette dernière qu'il faut pratiquer pour tous les cas où il y a des lésions annexielles et en particulier dans les cas de suppurations pelviennes. Se borner à l'extraction de l'utérus en abandonnant les annexes, c'est se contenter d'un expédient. La castration utérine n'amène pas plus la mort anatomique et physiolo-gique des annexes que la castration simple ovarienne de Lawson-Tait ne produit l'atrophie de l'utérus restant.

Pansement. — Après avoir contrôlé et parachevé l'hé-mostase des ligaments larges et de la tranche vaginale,

Quénu a recommandé de placer entre les ligaments larges abaissés dans le vagin des tampons *axiaux* réunis par leurs fils, puis des tampons *pariétaux* entre chacun des pédicules et la paroi vaginale correspondante ; enfin des tampons recouvrant tous les autres. Tous sont munis de fils qui empêchent leur égarement et facilitent leur extraction. Une sonde de Pezzer ou Malécot est mise dans la vessie pendant 48 heures et dévie l'urine loin du pansement par l'intermédiaire d'un tube en caoutchouc qui fait suite à la sonde et va plonger dans un bocal gradué placé aux pieds du lit où l'urine est recueillie. Dès que la malade est remise dans son lit, on place sous les jarrets un coussin peu élevé qui, en maintenant les cuisses fléchies légèrement et écartées, protège les pinces. Il est inutile de mettre des sachets de glace sur le ventre « pour prévenir la péritonite ou l'hémorragie ». Cette pratique trouve cependant encore faveur près de certains chirurgiens (Péan, Segond).

III. — SUITES ET COMPLICATIONS IMMÉDIATES.

Les suites immédiates sont d'habitude excellentes ; les soins consistent en injections sous-cutanées de sérum (chez les malades très anémiées en cas de fibromes hémorragiques), en injections de morphine le soir du premier et du deuxième jour si l'opérée souffre de la présence des pinces. *L'enlèvement des pinces* et *l'enlèvement des tampons* sont les deux manœuvres qui nécessitent le plus de soin.

L'enlèvement des pinces se fait d'ordinaire après 48 heures. Or des hémorragies survenues après ce laps de temps ont amené certains chirurgiens comme Quénu à proroger de 24 heures, et depuis plus de quatre ans, c'est le matin du troisième jour que nous procédons à cette ablation. Cependant, le deuxième jour, nous enlevons toutes les pinces accessoires, c'est-à-dire celles qui serrent la tranche vaginale.

Ne restent au delà de 24 heures que les quatre pinces principales, assurant l'hémostase du ligament large, pinces qui sont toujours faciles à distinguer des autres, puisqu'elles seules ont une crémaillère. Voici comment Quénu nous a appris à enlever ces pinces ligamentaires : nous commençons par les ouvrir complètement en les laissant absolument en place, dès notre arrivée dans le service par exemple. Puis une heure après, nous les enlevons définitivement par quelques mouvements prudents avec un minimum d'ébranlement. S'il survenait une hémorragie lors du desserrement des pinces, il suffirait de les serrer à nouveau ; laissées en place, elles ressaisiraient exactement tout ce qu'elles étreignaient auparavant. D'ailleurs, le pansement intra-vaginal, fait comme nous venons de l'exposer, empêche tout déplacement de ces instruments. En cas d'hémorragie nous nous évitons ainsi la peine de remettre les pinces en bon endroit, ce qui est toujours une manœuvre aussi pénible pour la malade que pour le chirurgien ; bien heureux encore quand on n'est pas obligé de procéder à une laparotomie sur le champ. Quant aux tampons, il y a intérêt à les laisser au moins 5 ou 7 jours, pendant toute la durée de l'oblitération du cœlome. Lorsqu'on pratique ensuite des injections pour hâter l'élimination des débris sphacélés, il faut procéder avec une prudence extrême sous peine d'envoyer le sublimé dans le ventre et de perdre la malade (cas de Richelot, cas de Potherat, etc.). On devra se borner d'abord à un lavage superficiel et sans pression ; ce n'est guère avant le douzième ou le quinzième jour que l'on peut irriguer largement.

Nous venons de schématiser une hystérectomie se passant dans de bonnes conditions. Il nous reste à envisager maintenant l'opération lorsqu'elle « marche mal » ; c'est tout d'abord les complications operatoires précoces qui vont nous arrêter ; celles-ci pouvant survenir à tous les temps de l'opération.

1º *Complications du premier temps.* — Dès le début, en abaissant le col, il arrive qu'on rencontre une extrême *friabilité* de l'utérus. C'est principalement dans les cas de suppuration rapprochée de l'accouchement qu'on observe de tels utérus, en subinvolution, qui se laissent déchirer à chaque prise. Les difficultés se présentent d'autant plus grandes que l'on opère à une époque plus rapprochée de l'accouchement. Non seulement l'utérus, mais tous les tissus pelviens se laissent également déchiqueter. Michaux (1) dans un cas de ce genre put enlever tout l'utérus par miettes et sans mettre une seule pince. A. Broca (2) a perdu une malade dans de semblables conditions. Segond s'est trouvé aussi plusieurs fois aux prises avec ces fâcheuses conditions. Dans certaines suppurations pelviennes, l'utérus offre la même friabilité mais rarement au même degré que dans le post-partum. Il n'y a pas de règle à donner en pareil cas; le morcellement échoue autant que toute autre manœuvre; on fait ce qu'on peut; une laparotomie séance tenante permettra parfois d'enlever en un instant l'utérus qu'on ne parvient pas à extraire par en bas. S'il y a des poches purulentes accessibles par le vagin, le mieux est de s'en tenir momentanément à la colpotomie.

2º *Complications du deuxième temps.* a) *Blessure de la vessie.* — C'est pour l'éviter que l'on recommande de toujours raser le tissu utérin dans la dénudation du col. Dans quelques cas rares la vessie est perforée par la manœuvre brutale de l'écarteur chargé de récliner cet organe ou bien encore il se trouve pincé lorsqu'on fait l'hémostase préventive.

Ailleurs c'est une suppuration préutérine qui rend les tuniques vésicales friables. Mais c'est surtout les cancers à évolution antérieure qui préparent la fistule vésico-vaginale. Nous conseillons, dès qu'on a reconnu cette

---

(1) Michaux cité par Lafourcade. — *Thèse de Paris*, 1893.
(2) A. Broca. — *Congrès français de Chirurgie* 1893.

fâcheuse circonstance, de renoncer sur le champ à l'hystérectomie vaginale, en cas de néoplasme, et de s'en tenir là
après avoir fermé la perforation par quelques points de
suture. Il est certain, en effet, que l'on ne peut alors se
tenir à distance suffisante du mal et que l'ablation de
l'utérus sera sans valeur.

Dans les autres circonstances, la blessure de la vessie
n'est pas exceptionnelle, puisque M. Segond(1) l'a observée
dans une dizaine de cas. Tantôt la blessure est *primitive*,
elle se reconnaît au moment même de la dénudation du
col ; l'opérateur s'aperçoit qu'il vient d'ouvrir largement
le réservoir vésical, ou bien encore, c'est l'aide chargé de
l'écarteur supérieur, qui croyant perforer minutieusement
le cul-de-sac vésico-utérin, entre dans la vessie. Tantôt
l'ouverture est *secondaire* ; elle ne se manifeste qu'au bout
de quelques jours lors de la chute des eschares, puis elle
persiste sous la forme d'un orifice à peine visible, imperméable au stylet, en un point de la cicatrice vaginale.

D'après les faits de Segond(1), ces fistules vésico-vaginales
n'ont pas de tendance à se fermer spontanément ; elles
réclament une ou plusieurs interventions ultérieures. Au
contraire, les cas de Richelot(2) ont évolué plus heureusement. « Ces fistules, dit-il, sont fastidieuses parce que les
femmes en sont d'abord toutes démoralisées ; mais elles
ne sont pas graves, témoin une malade opérée pour un
double pyosalpynx, et dont la fistule bientôt facilement
tolérée et coulant à peine, se fermait spontanément au
bout d'une année. Chez une autre où une injection vésicale
sortait par le vagin avec une facilité qui dénotait une ouverture un peu large, la réparation a été faite une première fois sans succès. J'y reviendrai s'il le faut. »

Le traitement de la blessure primitive consiste dans la
réparation séance tenante par une suture au catgut à plu-

---

(1) Segond. — *Progrès médical*, 1896-97.
(2) Richelot. — De l'hystérectomie vaginale pour cancer,
Paris, 1893.

sieurs étages, avec sonde à demeure. Cette suture ne tient pas toujours et la fistule s'établit. Richelot recommande alors de laisser la plaie vaginale se combler, peu à peu, la cicatrice s'épaissir et se consolider, pour intervenir en dernière analyse sur un orifice déjà rétréci au maximum. Le traitement des blessures secondaires ou par escharification est parfois très difficile, et la guérison ne s'obtient souvent qu'après plusieurs opérations consécutives. Les tissus scléreux et rigides au sein desquels on taille pour faire une surface cruentée, sont peu propices à la réunion et à l'affrontement. Comme pour toutes les fistules vésico-vaginales deux méthodes principales trouvent leur application : 1° la méthode américaine classique de Sims Bozemann ; c'est l'avivement en forme de cuvette dont on affronte la surface cruentée par des fils métalliques ; 2° la méthode de *dédoublement* avec abaissement. Celle-ci a gagné beaucoup de terrain ces temps derniers, et Ricard (1), en particulier a insisté sur ses avantages. La tranche cruentée est affrontée soit par un seul plan de suture (Ricard) soit par 2 plans de suture (Quénu, Valchez, Fenomenoff) dans le même sens ou dans un sens réciproquement perpendiculaire (Legueu), soit encore suivant trois plans superposés (Assaky) (2).

b) *Blessure de l'uretère.* — Les blessures de l'uretère sont d'un pronostic beaucoup plus grave. Elles ont donné lieu à une discussion de la Société de Chirurgie en 1896. Richelot, Bœckel, Lannelongue, Demons, Segond, etc., etc., nous ont fourni des observations que Tuffier a rassemblées. Cestan (3), dans une revue récente, a clairement exposé la question. A l'uretère, comme à la vessie, il y a parfois des fistules préparées par le cancer. Et si l'on tient à dé-

---

(1) Ricard. — Congrès français de Chirurgie, 1896 et *Bulletins de la Société de Chirurgie*, 1896.

(2) Voir la thèse très documentée de Martin sur le traitement des fistules vésico-vaginales. Paris, 1896.

(3) Cestan. — Des fistules urétro-vaginales post-opératoires et de leur traitement. *Gazette hebdomadaire*, 23 février 1896.

passer largement les limites du mal on intéresse le conduit (cas de Novaro). C'est surtout les fistules non cancéreuses qui, au point de vue de leur pathogénie, doivent être étudiées de près, afin que l'opérateur puisse se mettre en garde contre un tel accident. Selon Cestan, le mécanisme de cette blessure est le suivant :

Convergeant vers le trigone vésical, ces conduits dessinent un V oblique en bas et en avant, dans lequel au contraire oblique en bas et en arrière, au moins à l'état normal, s'enfonce un véritable coin formé par l'uretère et les anses artérielles qui longent ses bords. Le sommet de ce coin, le col, affecte avec les uretères des rapports d'autant plus intimes que des anses artérielles utérines s'échappent et rayonnent une série de branches vasculaires qui enveloppent ces canaux étroitement. Si l'on tire sur lui pour l'abaisser, le col, entraîné en bas et en avant, vient comme l'a montré Ricard, s'enclaver plus encore dans les uretères, appliquant ainsi ses conduits sur les côtés du cul-de-sac vaginal antérieur, les rapprochant des anses utérines. Or la technique de certains opérateurs (Péan, Segond) et peut-être la nécessité de certains cas difficiles, veulent que dans le premier temps de l'hystérectomie on pratique l'excision du col, précédée de sa désinsertion soignée et du pincement des artères utérines. Que le col soit gros, sa libération incomplète, les tractions exercées sur lui trop fortes et mal dirigées, que le bec de la pince s'égare latéralement au lieu de raser l'utérus, et l'uretère est pris. D'ailleurs soit oubli, soit ignorance des conseils de Richelot, ne néglige-t-on pas le plus souvent de placer les pinces avec la main correspondant au côté malade? d'où pour saisir l'utérine droite, une manœuvre pénible, moins exacte, un entrecroisement qui dirige précisément le bec de la pince en dehors vers l'uretère droit. Et c'est pour cela, comme nous l'apprenons de Tuffier, que les fistules doivent siéger et siégent à droite dans les quatre cinquièmes des cas. »

Dans d'autres cas plus rares, la pince utérine lâche, une

hémorragie se produit, on fait un pincement un peu au hasard, ou bien la malade est reportée dans son lit, on est pris au dépourvu, et l'on ne voit pas bien clair, on pince ce qu'on trouve, et en particulier l'uretère, comme dans un cas de Tuffier.

Enfin il y a des fistules rares consécutives à la chute d'eschares plus étendues qu'à l'ordinaire (Routier). De cette étude minutieuse, Cestan conclut : « La cause presque exclusive des fistules uretéro-vaginales post-opératoires c'est, on doit le répéter, le pincement préventif des utérines au deuxième temps de l'hystérectomie. Au procédé de Péan-Segond, il faut donc préférer hardiment ceux qui ne comportent pas d'emblée l'excision du col et rejettent à la fin de l'opération l'hémostase des ligaments larges, alors devenue sans danger ; telles les méthodes de Quénu, de Doyen, applicables tous les jours davantage, même à des cas difficiles adhérents, qui ne semblaient pas pouvoir en profiter tout d'abord. » (Cestan.)

Ces fistules ne sont pas absolument rares, puisque Tuffier n'en a pas relevé moins de 40 cas, Segond en compte 10 cas, Richelot 2 ou 3 cas. Bouilly et Quénu n'ont jamais pincé l'uretère, mais comme Doyen, Quénu et nous-même, Bouilly ne conçoit pas les avantages de l'hémostase préventive des utérines et il ne pratique pas cette manœuvre. Cliniquement, il est parfois difficile de distinguer les fistules uretéro-vaginales des fistules vésico-vaginales. Les injections de liquide coloré ou de lait dans la vessie, passent pour un moyen certain de reconnaître une fistule vésicale.

Mais voici que Ricard, Tuffier, Richelot démontrent que bien des fistules vésico-vaginales, lorsqu'elles sont sinueuses, sont aussi impénétrables à l'injection que les fistules de l'uretère. C'est pourquoi, dit Richelot, beaucoup de fistules uretérales, mais en réalité vésicales, guérissent parfois spontanément. Quant au cathétérisme, avec un stylet ou une très fine bougie, il peut donner des résultats opposés, suivant l'époque où on le pratique ; il se produit un rétrécissement tardif de l'uretère, qui complique singulièrement l'intervention (1).

Des différents traitements, la *néphrectomie* n'est qu'un pis-aller. Elle paraît justifiée lorsque le rein correspondant est lésé (Routier), cependant ce n'est pas toujours le traitement de choix même en pareil cas, car Cestan fait cette remarque que bien des pyélonéphrites peuvent guérir, surtout lorsqu'on a détruit les obstacles mécaniques qui en étaient la cause et l'entretien (cas de Bazy et de Rouffart). Sait-on d'ailleurs jamais avec certitude l'existence et l'état du rein opposé ? »

Les greffes de l'uretère soit à la peau (Le Dentu, Pozzi, Trekaki), soit dans l'intestin (Bardenheuer, Chaput, Kuster), déplacent, sans la guérir, l'infirmité. Le cloisonnement vaginal est mauvais. Aussi l'avenir paraît appartenir à l'*uretéro-cysto-néostomie*, non par voie vaginale, car elle échoue presque constamment, ni par *voie vésicale* qui est peu pratique, mais bien par la *voie abdominale* (opération de Bazy et Novaro) ; celle-ci a d'ailleurs donné déjà de fort belles guérisons.

3° *Les blessures du rectum* sont d'ordinaire faciles à éviter. Mais en cas d'adhérences pathologiques de l'utérus avec cet intestin, comme dans certaines suppurations pelviennes siégeant dans le Douglas, la paroi intestinale friable peut se laisser entamer. Comme l'a montré Jayle (2), il y a des lésions qui préparent l'accident. Ailleurs il y a même déjà de véritables fistules au moment de l'opération, l'abcès s'est évacué dans le rectum et a laissé un trajet fistuleux. En l'absence de ces conditions préexistantes, nous croyons comme Segond, qu'il est à peu près impossible de blesser le rectum. Les accidents en question ne sont pas extrêmement rares, puisque Baudron (3), dans la

(1) Des fistules uretérales. Thèse de Baigues, Paris, 1895-1896.
(2) Jayle. — Pathogénie de quelques fistules recto-vaginales. *Annales de Gynécologie*, 1896.
(3) Baudron. — De l'hystérectomie vaginale. Thèse de Paris, 1894.

statistique de Segond portant sur 200 cas, en relève 9 cas. Dans 3 de ces cas, la fistule s'est fermée spontanément. Si l'on redouble de précaution dans les cas de pelvi-péritonite du Douglas, on peut le plus souvent éviter de trouer le rectum. Le fait ne serait pas bien grave d'ailleurs, d'après Segond (1), « car j'en ai, dit-il, observé un certain nombre, et toutes, sans exception, ont guéri spontanément sans la moindre intervention secondaire.

4° *La blessure de l'intestin grêle* s'observe dans des conditions très similaires. L'entérocèle adhésive existe déjà. Au moment où l'on procède à l'énucléation de l'utérus ou des annexes, et au milieu de ce tissu inflammatoire, le doigt entre dans l'intestin friable. C'est presque toujours de l'S iliaque qu'il s'agit. On a dit aussi que certains auteurs, en faisant l'hémostase, avaient eu le malheur de pincer en même temps l'intestin. Mais ces faits ne sont pas publiés. Récemment Routier (2), en communiquant sa statistique d'hystérectomies pour fibromes, nous a fait connaître un cas de pincement de l'appendice. Il se produisit un sphacèle énorme de toute la fosse iliaque, la malade mourut. Il est certain qu'en l'absence d'adhérences péritonéales étendues, la blessure de l'intestin peut avoir les conséquences les plus graves. On ne saura jamais mettre trop de soins à décortiquer des annexes l'intestin qui y adhère.

3° *Complications du troisième temps*. — C'est l'*hémorragie* pendant l'opération. Elle n'est connue que des chirurgiens qui pratiquent l'hémostase préventive avec morcellement. En effet, les sections *transversales* faites dans l'utérus saignent lorsqu'elles dépassent un peu le niveau de la zone forcipressurée préventivement. Au contraire, celui qui ne quitte jamais la ligne médiane n'a jamais d'accident hémorragique, même en ne faisant

---

(1) Segond. — *Progrès médical*, 1896-1897.
(2) Routier. — *Bulletin de la Société de Chirurgie*, 1898.

aucune hémostase préventive ; puisqu'il reste constamment éloigné de pédicules vasculaires et que la ligne médiane est avasculaire, ainsi que Quénu n'a cessé de le répéter.

4° *Complications du quatrième temps.* — C'est encore l'*hémorragie* qu'on observait autrefois lorsqu'on n'employait que les ligatures. Les fils de l'utéro-ovarienne, très difficiles à placer, glissaient. Trélat, Terrier, Richelot ont insisté sur cet obstacle qui a fait naître la forcipressure à demeure de Richelot. Aujourd'hui cette hémorragie s'observe encore quelquefois lorsque les pinces d'hémostase ligamentaire glissent ou sont mal placées, mal serrées, ou qu'elles n'offrent pas une résistance suffisante. Un précepte formel est de ne jamais terminer l'opération sans s'être assuré que la tranche des moignons forcipressurés est absolument sèche. Sinon, il faut se résoudre à mettre des pinces supplémentaires. Parfois c'est la section du vagin qui saigne ; on l'hémostasie avec quelques pinces à forcipressure longuettes.

5° *Complications tenant au pansement.* — C'est souvent au pansement et à la manière de le faire qu'est dû l'un des accidents les plus graves de l'hystérectomie vaginale, l'*occlusion intestinale.* Il est peu d'hystérectomistes qui n'en aient à leur passif un ou plusieurs exemples. En 1892, Ashton W. (1) en avait réuni 8 cas dus à des adhérences de l'intestin avec la tranche vaginale. Quénu (2) a insisté sur ce sujet dans un mémoire en 1894. M. Segond a inspiré l'excellente thèse de Giresse (3). Jacobs (4) en mentionne 9 cas personnels dans sa statistique publiée en 1896. La même année au Congrès de Genève, Gutteriez, Jacobs,

(1) Ashton W. E. — *The medial News*, 30 juillet 1892.
(2) Quénu. — De l'occlusion intestinale post-opératoire, *Gaz. des Hôpitaux*, 31 mars 1894.
(3) Giresse. — Thèse de Paris, 1895-1896.
(4) Jacobs. — *Bulletin de la Société belge de Gynécologie*, 1896, n° 3, p. 61.

Reynier, prennent la parole à propos de cette occlusion intestinale consécutive à l'hystérectomie vaginale.

Les causes sont de deux ordres bien distinctes : 1° d'origine *infectieuse* et péritonéale, ce sont des pseudo-étranglements, ou iléus paralytiques ou mieux des septicémies péritonéales à forme d'occlusion ; 2° beaucoup plus souvent, l'occlusion est due à un obstacle *mécanique*. Cet obstacle mécanique est, selon Giresse, soit une adhérence de l'intestin (avec une anse voisine, avec les pièces du pansement, avec la plaie vaginale), soit un étranglement par une bride épiploïque, soit une position vicieuse de l'intestin (volvulus consécutif à des adhérences), soit la compression de l'intestin par le pansement, soit la constriction de l'intestin par une pince. Quant au spasme de l'intestin dont parle Giresse, il n'est guère admissible. Il faut surtout retenir : l'occlusion par péritonite septique et l'occlusion par adhérence, soit après la tranche vaginale, soit après le pansement. Quénu, dans un cas, lors de l'enlèvement des tampons, ramena une anse intestinale qui y adhérait. Après réduction de l'intestin, tout rentra dans l'ordre et il n'y eut aucune suite fâcheuse. Reichel en a cité 2 cas analogues. Polk mentionne un autre cas où un refoulement de l'intestin a été suivi de mort.

Depuis que Quénu a observé cette complication, il a pris l'habitude d'enduire les tampons axiaux de vaseline stérilisée afin d'empêcher que l'intestin ne s'y agglutine. Dans un cas de Legueu, où le rectum se trouvait comprimé par le pansement, il a suffi d'enlever ce dernier pour que la guérison survienne. Il est souvent fort difficile de distinguer l'occlusion post-opératoire de la péritonite, sauf dans le cas ou l'on perçoit les mouvements péristaltiques de l'intestin à travers la paroi ; alors c'est d'occlusion qu'il s'agit. Le pronostic de cette complication est très sombre, mais non absolument fatal comme le croyait Coë.

Il est clair que le perfectionnement de la technique rendra de plus en plus rare un tel accident ; le pansement notamment demande un soin tout spécial. Dans les cas favorables à cette manœuvre, on peut suturer l'un à l'autre les ligaments larges comme Quénu, Beverlee Mac Monagle l'ont recommandé pour le prolapsus, et nous-mêmes pour l'inversion utérine. Ainsi l'on formera un plancher lisse pour l'intestin. Dès le début de l'occlusion déclaré, on peut essayer un purgatif doux (Giresse), des lavements gazeux, l'électricité; c'est le traitement de l'interne de garde; mais il faut en arriver aussi rapidement que possible à un traitement chirurgical. Après avoir enlevé le pansement, si on reconnaît que celui-ci n'agissait pas par compression sur le rectum, on peut à l'exemple de Quénu pratiquer le toucher vaginal et détacher prudemment quelques adhérences. La laparotomie n'ayant jusqu'ici donné que des insuccès, c'est à l'anus iliaque qu'il convient d'avoir recours, ainsi que Segond l'a préconisé. Quénu, qui a pu dans un cas pratiquer cette petite opération très précocement, a guéri sa malade.

6° *Complications rapprochées*. — Nous avons mentionné déjà les accidents produits par la pénétration d'une *injection* poussée avec force dans le péritoine. Richelot et Potherat en ont signalé chacun un cas; la mort en est la conséquence; elle est subite ou tardive, selon qu'elle survient par spasme, intoxication ou septicémie péritonéale. La complication rapprochée la plus fréquente est l'*hémorragie* à l'enlèvement des pinces. Nous l'avons observée à l'ablation des pinces après 48 heures et aujourd'hui beaucoup de chirurgiens en peuvent citer de semblables exemples, moins rares qu'on ne le croit généralement. Aussi Quénu a pris le parti de n'enlever les pinces que le matin du troisième jour. Dans un autre cas de Quénu, ce chirurgien a dû intervenir pour hémorragie due à un bris de pince. Séance tenante il dut faire une laparotomie. Dès qu'à l'enlèvement des pinces on constate une hémorragie, il faut mettre la patiente en travers de son lit, enlever les tampons, mettre des valves, chercher d'où vient le sang, pincer à nouveau les moignons liga-

mentaires. Cette manœuvre n'est généralement point
facile par le vagin ; il ne faut pas hésiter à faire immédiatement la laparotomie pour aller assurer l'hémostase par en haut, dans certains cas.

On observe enfin, très rarement, il est vrai, des hémorragies tardives vers le dixième ou le quinzième jour ; elles
sont dues à l'élimination d'eschares, mais ces hémorragies sont moins inquiétantes et moins abondantes que les
précédentes.

IV. — Suites et complications éloignées.

Les suites d'une hystérectomie vaginale sont d'ordinaire remarquables par leur bénignité, et à ce point de
vue la réaction nous a paru toujours moindre que dans
les laparotomies. Le pouls reste de bonne qualité, la tem-
pérature subit à peine une ascension de quelques dixièmes
de degré. Le facies est calme, les douleurs abdominales
nulles. Toutefois, il y a encore de temps à autre des *complications éloignées* à craindre. Parmi celles-ci nous citerons les *eschares sacrées*. Elles paraissent ressortir à des
troubles trophiques, analogues au décubitus acutus d'o-
rigine spinale. D'après Legueu, elles seraient dues à l'ir-
ritation des nerfs du petit bassin sous l'influence de l'acte
opératoire. Leur pronostic n'est pas spécialement mauvais,
car elles se cicatrisent en trois ou quatre semaines. Les
hernies vaginales, signalées par quelques chirurgiens,
méritent à peine mention. Enfin, on observe assez
souvent chez les femmes jeunes, à la suite de la castration
vaginale totale, des troubles nerveux et congestifs variés,
comme à la suite des castrations ovariennes simples, bouf-
fées de chaleur, vertige, accès d'oppression, poussées
de congestion pulmonaire, gonflement douloureux des
reins, épistaxis, hémoptysies, obésité, dyspepsie, changement de caractère, irritabilité neurasthénique, insomnie,

amnésie, psychoses post-opératoires (1). Il ne faut pas trop s'inquiéter de ces troubles, car pour *Pauchet* (2), qui les a étudiés récemment, ils s'atténuent avec le temps. Au surplus, nous dit Jayle (3), la médication ovarienne nous offrirait de précieuses ressources et une valeur relative, rapprochable de la médication thyroïdienne.

C'est avec intention que dans ce chapitre de généralités je me suis attardé à décrire les complications de l'hystérectomie. Dès maintenant, il ressort, qu'en dehors de certains troubles dus à l'état général ou local de l'opérée, la grande majorité de ces accidents sont d'ordre technique et que, par suite, presque tous sont faciles à éviter. Il est certain que les procédés ne donnent pas, pour les éviter, les mêmes garanties, mais l'étude individuelle de ces procédés, en démontrant la valeur relative de chacun d'eux, nous prouvera aussi que tous les éléments du problème sont aujourd'hui résolus, et que l'hystérectomie vaginale mérite, incontestablement, le qualificatif que lui a donné l'un de ses plus ardents défenseurs : « d'opération merveilleuse » (Segond).

(1) Margoliès. — Troubles psychiques consécutifs aux opérations pratiquées sur l'appareil génital de la femme. *Thèse de Paris* 1897-98.

(2) Pauchet. — *Thèse de Paris* 1897.

(3) Jayle. — De l'opothérapie ovarienne. *Revue de Chirurgie et Gynécologie abdominale*, 1898. Voir les travaux très nombreux de cet auteur sur ce sujet.

II

DE

L'HYSTÉRECTOMIE VAGINALE TOTALE
POUR CANCER DE L'UTÉRUS

HISTORIQUE.

L'ablation totale par le vagin de l'utérus dès qu'il est atteint de néoplasie maligne, est devenue une opération banale et universellement admise aujourd'hui. Elle est si bien entrée dans les mœurs que nous n'entendons plus parler ni des luttes du début, ni des incertitudes de la première heure. Il semble que cette partie de l'histoire soit aujourd'hui privée de vie, car à cette heure, les recherches sont presque entièrement orientées vers l'hystérectomie abdominale. Et cependant l'hystérectomie vaginale pour cancer, tout aussi bien que l'hystérectomie vaginale pour fibrome ou pour suppuration pelvienne, a des jours de gloire et un

(1) Consultez comme travaux antérieurs de l'auteur sur la question : Longuet : L'hystérectomie dans les salpingites (*Presse médicale*, 6 juillet 1895). — L'hystérectomie dans les fibromes (*Semaine gynécologique*, 1896). — L'hystérectomie dans l'inversion utérine (*Gazette des Hôpitaux*, 5 juillet 1898). — L'hystérectomie dans le prolapsus (*Gazette des Hôpitaux*, 22 et 27 septembre 1898). — L'hystérectomie dans ses applications exceptionnelles à la pathologie pelvienne (*Bulletin général de thérapeutique*, 1898). — Technique générale de l'hystérectomie vaginale (*Progrès médical*, 8 octobre 1898).

brillant passé. Elle compte dans ses annales d'ardentes polémiques que le temps seul a pu calmer, mais que nous avons connues encore brûlantes, il y a seulement dix ans. L'oubli du moment ne nous paraît pas absolument mérité : n'avons-nous pas une trop grande tendance à méconnaître les immenses progrès que l'hystérectomie vaginale pour cancer a permis de réaliser pour la technique de toute hystérectomie en général ? Pourquoi méconnaître que c'est l'ablation de la matrice pour cancer qui nous a familiarisés avec la voie vaginale ; que c'est elle qui nous a préparés à attaquer par le même chemin les fibromes, puis les suppurations pelviennes ? Il n'est pas sans intérêt de soulever ce coin du passé et de revivre quelques années en arrière, c'est-à-dire à l'heure des premiers combats. Ainsi ressortira l'inébranlable conviction des défenseurs de la « grande opération meurtrière » que de grands maîtres condamnèrent implacablement dès le principe.

Comme pour l'inversion utérine et pour le prolapsus, l'hystérectomie vaginale pour cancer comporte deux histoires : celle de l'antiquité, empiétant sur la première moitié de ce siècle où se relèvent des faits téméraires, mais peu dignes d'admiration ; — celle de nos contemporains qui, avec l'antisepsie, s'ouvre en Allemagne et fait chez nous sa première apparition en 1882. De l'une et de l'autre je tenterai de retracer l'exacte physionomie.

Première période (1822-1875).

L'hystérectomie vaginale pour cancer chez les anciens (1). — Sauter, par son opération du 22 janvier 1822, Blundell, par celle du 19 février 1828, Récamier, par celle du 26 juillet 1829, se sont faits les fondateurs de la méthode. Presque à la même époque, ils pratiquèrent la même intervention l'un en Suisse, l'autre en Angleterre, le troisième en France. Ils ont créé la *méthode*, et non pas seulement l'opération ; c'est-à-dire que leur gloire est acquise à un double titre : d'une part, ils exposèrent le parti qu'on peut tirer de la voie vaginale dans la cure du cancer ; ils précisèrent les indications et contre-indications opératoires. D'autre part, ils conçurent un manuel opératoire et le mirent à exécution. Tel est le double fait qui, pour nous, caractérise une *méthode*. Et si nous soulignons le mot, c'est parce que dès maintenant nous tenons à spécifier quel sens large nous attribuons au terme de méthode, que nous rencontrerons à chaque pas dans l'histoire des hystérectomies vaginales, et cela avec les compréhensions les plus restreintes et les plus variables. C'est ainsi que certains chirurgiens revendiquent comme méthode, ce qui n'est que découverte ou perfectionnement d'ordre purement technique, et souvent même d'importance minime.

Fait rare dans l'histoire, aucun des trois promoteurs de la méthode ne réclama la priorité. Chacun laissa à ses contemporains ou à la postérité le soin de lui décerner sa juste place. Bien plus, Sauter reporta mo-

---

(1) Voir pour plus de détail historique concernant la période ancienne : Pichevin : De l'extirpation de l'utérus par le vagin (Paris, 1897); ouvrage auquel nous avons fait de nombreux emprunts pour cette première période.

destement sur Osiander la gloire de l'hystérectomie pour cancer. On a parlé aussi de Paletta, et de Langenbeck, comme précurseurs de Sauter. Peut-on revendiquer une part de mérite pour ces derniers? Non, et en voici la raison :

Osiander, d'après Sauter, aurait pratiqué, du 5 mai 1801 jusqu'à 1808, huit fois l'ablation de l'utérus cancéreux. Or, les renseignements fournis à ce sujet par Baudelocque (1) en 1803, et principalement par Gendrin (2) en 1829, semblent démontrer qu'Osiander ne pratiqua que l'amputation du col utérin. Paletta (3), de Milan, le 13 avril 1812, a peut-être enlevé un utérus néoplasique, mais s'il fit une ablation totale, ce fut « sans s'en douter. L'auteur ne voulait enlever que le col de-« venu cancéreux, et ne reconnut qu'il avait enlevé « l'utérus en entier, qu'en l'examinant après l'opéra-« tion ». (Velpeau.) Langenbeck fit sans aucun doute l'hystérectomie à trois reprises, en 1825, 1826 et 1829, mais dans un cas il s'agissait de prolapsus, dans un autre le diagnostic de cancer était douteux. Peut-être même que dans aucun de ses faits, l'ablation n'a été totale (Hegar et Kaltenbach), étant donnée la technique par lui suivie : la décortication sous-péritonéale de l'utérus. Quant à Andreas de Cruce, 1560, aucun document authentique n'a jamais prouvé qu'il eût fait l'extirpation totale pour cancer. De cette revision résulte que personne ne peut disputer la priorité à Sauter, Blundell, Récamier ; ils sont bien les promoteurs de l'hys-

---

(1) Baudelocque. — « Il y a déjà plus de vingt ans que Lauverjat fit très sérieusement à l'Académie de Chirurgie la proposition de faire cette opération, mais personne ne l'écouta. M. Osiander rendrait Paris très heureux en amputant avec talent de pareilles matrices et en guérissant les malades. » Lettre de Baudelocque, reproduite par Hergott et citée par Pichevin: *In* Hystérectomie vagin., Paris, 1897.

(2) Gendrin. — *Journal général de Médecine*, 1829.

(3) Paletta. — *In* Velpeau. Nouveaux éléments de médecine opératoire.

térectomie vaginale pour cancer. La part de chacun d'eux est-elle égale ? C'est ce que nous allons rechercher, avant de donner une mention à leurs imitateurs, puis à leurs successeurs.

La part de Sauter, 22 janvier 1822. Au point de vue de l'extirpation de l'utérus par le vagin, Sauter en conçut la possibilité et les avantages. C'est pour le cancer seulement qu'il en propose l'application (1). Comme indications et contre-indications opératoires : Il faut, nous dit-il, s'abstenir : 1° si l'affection n'est plus localisée à l'utérus (2), parce qu'il faut tout enlever ; 2° on s'abstiendra si l'état général n'est pas suffisamment satisfaisant (3). Dans les autres conditions au contraire, il faut intervenir ; par l'ablation du col, lorsque le mal est cantonné à l'orifice externe ; par l'extirpation complète si toute la matrice est dégénérée. « D'ailleurs l'ablation totale est plus facile et donne lieu à une hémorragie moins redoutable. » Il est même permis d'enlever l'organe dans les cas douteux (4). Certes il s'agit d'une intervention sérieuse, mais en somme elle convient lorsqu'elle paraît être le seul moyen vraisemblable de guérison (5). D'ailleurs l'opération demande à être faite

---

(1) « Les maladies qui nécessitent l'extirpation de l'utérus sont le squirrhe, le cancer et peut-être quelques autres affections dénommées incurables, qui se bornent à l'utérus, causent de violentes douleurs et consument la vie des malades. » Ce dernier membre de phrase n'est pas suffisant pour voir dans Sauter un prédécesseur de l'éan dans l'hystérectomie appliquée aux métrites et suppurations pelviennes.

(2) Si l'on reconnait que plusieurs organes indépendants de l'utérus sont atteints de la même maladie, et ne sont pas susceptibles d'être totalement enlevés, ou si la constitution en est affectée, cela forme une contre-indication à l'opération.

(3) Pichevin, p. 15. — De l'hystérectomie vaginale. Paris, 1897.

(4) « L'extirpation de l'utérus pourra être entreprise dans les cas douteux, car on a vu plus d'une fois une opération réussir contre toute attente. »

(5) « L'extirpation de l'utérus suppose les mêmes périls et les mêmes chances incalculables que toutes les grandes opérations ; elle peut être entreprise comme celles-ci lorsqu'elle parait être le seul moyen vraisemblable de guérison. »

de bonne heure (1). Ces propositions de Sauter sont pleines de sagesse et l'on ne peut qu'admirer ce tableau des indications opératoires saisissant par sa précision et sa justesse, à ce point que nous-mêmes nous n'avons aujourd'hui que bien peu à modifier.

C'est sur le terrain technique que Sauter est facile à attaquer (2). Après abaissement de la matrice, voici

---

(1) « Si les vices de l'utérus étaient soigneusement reconnus et méthodiquement traités par les médecins probes et instruits, si l'on s'assurait de *bonne heure* de l'incurabilité de la maladie par les remèdes internes et de la nécessité de l'opération, si l'on soutenait avec soin les forces vitales, si enfin l'on pratiquait l'opération avant que l'organisme entier menaçât de tomber en ruines ; je suis persuadé qu'on sauverait la majeure partie des opérées. »

(2) Sauter. — « Je procédai à l'opération le 22 janvier 1822. Je plaçai la malade horizontalement et en travers de son lit ; les genoux étaient tenus par mes aides ; le rectum et la vessie avaient été préalablement vidés. Je tentai d'abord d'abaisser l'utérus avec un doigt agissant comme un crochet, mais les fongosités se déchirèrent et saignèrent sans que la matrice descendit aucunement ; il fallut y renoncer. J'introduisis alors l'index et le médius gauches sous le pubis jusqu'au col ; je glissai entre ces deux doigts un couteau convexe, arrondi par le bout, à manche long et fixe, avec lequel je coupai le vagin sur l'utérus, en faisant immédiatement pénétrer un doigt dans l'ouverture que j'achevais tout autour du vagin, ce qui eut lieu sans interruption et sans accident. Pour détruire les attaches latérales, j'introduisis de nouveau un doigt dans l'utérus pour l'attirer en bas, tandis qu'avec le manche du couteau ou avec l'index droit je déchirai le tissu cellulaire ; mais l'adhérence était si forte que ce moyen ne réussit pas. Une masse de fongosités se déchira et vint faire saillie à la vulve. J'employai alors une pince avec laquelle je saisis la paroi antérieure du col et la tirai tandis qu'avec le manche du couteau et une spatule de baleine je cherchais à détacher l'utérus de la vessie. Mais plusieurs tentatives furent vaines, la pince échappa en emportant avec elle une portion de la tumeur.

« L'opération durait depuis une demi-heure et je n'avais pu effectuer ni l'abaissement de l'utérus ni sa séparation d'avec le péritoine. La malade perdait patience, elle s'affaiblissait par la perte de sang dont la plus grande partie provenait du déchirement des fongosités. Alors je changeai de plan ; je renonçai à toute espèce d'abaissement ou de séparation et me déterminai à couper net au-dessus du fond de l'utérus. Pour cela j'introduisis deux doigts de la main gauche dans le vagin entre la vessie et l'utérus, je conduisis entre eux le scalpel, je saisis avec l'index recourbé une portion du tissu cellulaire que je coupai près de l'utérus jusqu'à ce que mes doigts parvinssent dans l'abdomen ; ensuite je coupai de comment il procéda. Incision circulaire du col, séparation de l'utérus et de la vessie, continuée jusqu'à l'ouverture du cul-de-sac vésico-utérin. Bascule en avant du fond de l'utérus par la main introduite par le cul-de-sac antérieur. Sectionner de chaque côté les ligaments larges sans s'occuper de l'hémorragie. Pour éviter l'épanchement sanguin, il suffit de couper au ras de l'organe, là où les vaisseaux ne sont plus à l'état de tronc. Dégager et inciser le cul-de-sac postérieur. Comme pansement appliquer contre l'intestin un grand gâteau de charpie si l'hémorragie est importante.

Bonne pratique, en somme, que la bascule en avant, puisqu'on l'emploie encore aujourd'hui, rajeunie par l'hémisection ou l'hémirésection médiane antérieure ; technique assez bien conçue par certains points pour un débutant, mais elle comporte une énorme lacune, disons plus, une lourde faute : l'absence et le mépris de l'hémostase, voilà un funeste conseil qui ne tarda pas à causer des victimes. C'est tout d'abord l'opérée de Sauter, qui eut une hémorragie d'une livre et demie, mais guérit cependant au prix d'une fistule vésico-vaginale, puis deux malades de Siebold en 1824, opérées selon la technique de Sauter modifiée par les incisions libératrices du périnée, puis encore la malade de Holcher, qui toutes trois succombèrent d'hémorragie.

---

même peu à peu le péritoine en avant et en haut jusqu'aux adhérences latérales naturelles les plus élevées ; j'introduisis alors toute la main gauche dans le vagin et pénétrai par l'ouverture du péritoine dans la cavité où je détachai de chaque côté de l'utérus, les ovaires et les ligaments latéraux. J'appliquai alors la main sur le fond de l'utérus et cherchai à le renverser en avant. Mais les intestins se précipitèrent dans le vagin ; je les fis maintenir par un aide et réussis à renverser l'utérus et à attirer son fond jusqu'à la vulve. J'achevai avec l'instrument tranchant de détacher l'utérus de la paroi postérieure du vagin et de ses attaches latérales, ce qui eut lieu très aisément et sûrement, les parties étant exposées à la vue. Excepté l'hémorragie dont j'ai parlé, il n'y eut que celle qui provint d'un petit vaisseau coupé sur la fin de l'opération et qu'on arrêta avec les doigts. La malade perdit environ une livre et demie de sang. »

Telle est l'œuvre de Sauter ; beaucoup plus restreinte est la part de Blundell (19 février 1828) qui tomba lui aussi dans la même erreur de technique : il commença par l'incision du cul-de-sac postérieur, et la libération du col, par là il alla chercher le fond de l'utérus qu'il fit basculer en arrière, puis l'utérus fut sectionné au ras des ligaments larges sans s'occuper de l'hémorragie. On termina par la séparation de l'utérus d'avec la vessie.

Dans ce *modus faciendi* mentionnons le début de l'opération par cœliotomie postérieure, et l'extraction par bascule en arrière que pratiquent volontiers aujour-d'hui certains chirurgiens comme Richelot. Mais croire qu'il suffit de raser le tissu utérin pour éviter l'hémor-ragie des gros troncs est une grossière erreur qui causa, au-delà de la Manche, les mêmes désastres que l'opé-ration de Sauter en Suisse. Et en effet, Blundell lui-même, bien qu'il pût guérir sa première malade, perdit les trois suivantes. Banner (de Liverpool), le 2 septem-bre 1828, eut le même accident, puis Lizars, le 2 octo-bre 1828, par le procédé de Blundell, compliqué d'une modification personnelle (fente sur la ligne médiane, du rectum, du vagin et du périnée) assista chez une de ses opérées à une hémorragie de deux litres de sang qui fut mortelle. En somme l'œuvre de Blundell est bien pâle, et son mérite n'est guère que d'avoir fait la première hystérectomie pour cancer en Angleterre.

C'est avec une bien autre envergure que Récamier fit son apparition dans le combat, le 26 juillet 1829. La méthode, ses indications, ses contre-indications dans le cancer, il les conçut comme Sauter, ne pouvant d'ail-leurs faire mieux, puisque ce dernier avait tout dit. Mais, afin de se bien pénétrer de la possibilité d'enle-ver l'utérus par le vagin, Récamier s'était préparé à l'attaque par des expériences cadavériques commencées dès 1818. Aussi arrivait-il plus affermi que ses contem-porains sur le terrain de la technique ; c'est, en effet, sa technique qui reste son principal titre de gloire, car il a compris, lui, l'absolue nécessité d'une hémostase soignée.

Voici comment il opéra : commencer par abaisser l'utérus avec deux pinces de Museux placées sur le col, ou par un crochet spécial introduit dans la cavité utérine. Sectionner le vagin. Avec le doigt, libérer la vessie dans l'étendue de deux pouces en serrant de près le tissu utérin dans le but d'éviter les uretères et la vessie. Ouvrir le cul-de-sac péritonéal. Section de l'étage supérieur des ligaments larges « avec un bistouri coupant mal, afin d'éviter l'hémorragie de l'artère ovulaire ». Ligaturer l'étage inférieur de ces ligaments. Sectionner et libérer le cul de-sac postérieur et le col latéralement en dedans des ligatures utérines, et l'on ramène alors l'utérus ainsi délivré de tout lien (1).

---

(1) Récamier. — La malade est tenue par les aides sur le pied d'un lit disposé comme pour la lithotomie. Deux pinces de Museux ayant les manches recourbés à angle droit sont fixées sur la partie saillante du col et confiées à un aide qui exerce une traction lente, forte et continue, afin d'abaisser le corps utérin autant que possible. Ce premier temps de l'opération fut le plus douloureux. M. Récamier explore alors le rectum qui n'a pas suivi la matrice dans son déplacement et procède de suite à la section du vagin. L'indicateur gauche sert de conducteur à un bistouri en rondache, tranchant seulement à son extrémité et qui divise la muqueuse vaginale à l'endroit où elle se replie sur le museau de tanche. Alors le doigt seul pénètre dans l'incision et divise le tissu cellulaire qui unit le col utérin au bas fond de la vessie. Cette séparation est faite dans l'étendue de deux pouces. Arrivé au péritoine, le bistouri le divise comme la muqueuse et alors le doigt peut explorer le fond de l'utérus. Les ligaments larges sont tendus par suite de l'abaissement de l'utérus. Un bistouri boutonné est conduit sur l'endroit où ces replis membraneux s'insèrent à l'angle de l'utérus et les divise dans les deux tiers de leur hauteur. La malade n'avait pas perdu une once de sang, et elle se plaignait fort peu. L'indicateur gauche recourbé à angle aigu, embrasse le reste du ligament large, tandis que la main droite, armée d'une longue aiguille à manche, traverse la partie supérieure de la muqueuse vaginale et porte une ligature qui sort en arrière où elle rencontre l'indicateur gauche. La ligature est saisie et ramenée au dehors où elle est confiée à un aide qui place un serre-nœud à coulant et comprime les parties qu'elle entoure. La même chose est faite de l'autre côté, et dès lors, toute crainte d'hémorragie est détruite. Cela étant achevé, le corps de

L'on peut dire pour résumer que Récamier a une belle place auprès de Sauter et Blundell ; que s'il resta leur égal au point de vue de la manière de concevoir la

---

l'utérus est ramené en avant, attiré au dehors, les pinces de Museux sont dégagées et l'opérateur divise la partie postérieure du vagin ainsi que les replis péritonéaux qui unissent encore l'organe aux parties voisines, le bistouri boutonné n'agissant en quelque sorte que sur des parties à découvert.

Le doigt d'un aide, placé dans le rectum, s'assurait des progrès de la section et devait en avertir M. Récamier.

De cette façon, l'ablation fut bientôt complète et à l'instant où le faisceau membraneux comprenant les artères utérines fut divisé, il ne s'écoula pas de sang tant les ligatures étaient convenablement placées.

La terminaison absolue de la cicatrisation et la parfaite souplesse de la cicatrice et de toutes les parties environnantes, ont été constatées le 5 septembre, quarante-troisième jour de l'opération, par MM. les Drs Bally, médecin de l'Hôtel-Dieu, Breschet, Patrice, Gibert, agrégé de la Faculté, et par moi. La dame B... sort de l'hôpital dans deux jours.

Etant prouvé qu'il peut y avoir hémorragie, je pense qu'il est préférable de poser des ligatures avant la section des ligaments larges et je proposerai pour l'extirpation de l'utérus divers procédés fondés sur l'existence de son abaissement et la possibilité de le produire. Je poserai quatre cas.

1° S'il y avait prolapsus, je pense qu'apres avoir placé deux ligatures latérales, maintenues par deux serre-nœuds, il conviendrait de faire immédiatement la section de la matrice à quelques lignes au-dessous pour éviter la tension permanente des ligaments, la résorption d'une matière fétide et les inconvénients qui pourraient en résulter.

2° S'il n'y avait pas de prolapsus, je propose le procédé opératoire suivant : abaisser jusqu'à la vulve l'utérus malade, avec une forte pince de Museux, comme pour la résection de son col, ou bien se servir, pour déterminer cet abaissement, d'une tige de fer brisée et susceptible de se dilater par une vis de rappel, après avoir été introduite dans la cavité utérine. L'abaissement produit, on peut inciser le vagin et le péritoine en avant et en arrière du col en suivant la surface de l'utérus. Avec le bistouri caché, porté sur l'extrémité du doigt qui le conduit, on ouvre le vagin et le péritoine en avant de la partie moyenne du col et du corps de l'utérus en le rasant de très près afin d'éviter les uretères et la vessie ; cela fait, on place dans l'ouverture le bout de l'index gauche qui sert de conducteur au bistouri boutonné, avec lequel, en suivant transversalement la surface de la matrice, on prolonge, à droite et à gauche, la première ouverture jusque vers les ligaments larges. On procède ensuite de la même manière en arrière.

méthode et ses indications, il les domina sur le terrain opératoire : c'est lui qui le premier nous donna un manuel opératoire bien réglé avec hémostase soignée des utérines. Ainsi conçue, l'opération devient presque ac-

---

Cela fait, on voit que l'utérus ne tient plus au reste du corps que par ses parties latérales. Alors, au moyen d'une sonde de Belloc, on passe au-dessus de chaque ligament une ligature qu'on fixe au moyen d'un serre-nœud.

Les ligatures étant serrées, on termine l'opération comme dans le cas de prolapsus en réséquant l'utérus de manière à ne laisser de chaque côté qu'un petit moignon pour le soutenir.

3° Lorsque le col de l'utérus, ramolli, détruit par la maladie ou déjà excisé, ne peut donner prise pour l'attirer à la vulve, on pourra se servir du procédé que je vais décrire : avec le bistouri caché convexe, conduit sur l'index, on incise le vagin et les replis du péritoine en avant et en arrière, en remontant sur la matrice. Ces premières incisions sont prolongées à droite et à gauche, sur toute la largeur avec un long bistouri boutonné, porté sur le doigt qui lui sert de conducteur. Cela fait, on a la possibilité de porter sur l'organe la pince de Museux par les deux ouvertures faites d'abord et de l'abaisser jusqu'à la vulve pour terminer l'opération par deux ligatures latérales et la section des ligaments très près de la matrice.

4° Quant au quatrième cas, celui dans lequel on ne pourrait abaisser l'utérus avant la section de son ligament, voici de quelle manière je procédai, lorsqu'en 1818 je fis publiquement, à l'Hôtel-Dieu, sur le cadavre, l'extirpation de l'utérus sans abaisser cet organe.

J'ouvrais le vagin en avant du col avec un pharyngotome, puis je guidais avec le doigt, et en remontant le long du corps de l'utérus, un bistouri, je parvenais dans le péritoine entre cet organe et la vessie. Cela fait en avant, je procédais de la même manière et avec plus de facilité en arrière. Par l'ouverture antérieure, je portais, le long du doigt, jusque dans le péritoine, le lithotome caché du frère Côme, je tournais le tranchant à gauche et un peu du côté de la matrice, j'appuyais le dos de sa gaine contre mon doigt, j'ouvrais l'instrument et je le retirais ouvert. De cette manière, j'incisais le vagin et le péritoine le long de l'utérus, jusqu'au ligament large correpondant. Un second trait de lithotome prolongeait l'incision jusqu'au ligament large opposé. Je procédai ensuite de la même manière en arrière. Alors avec la sonde de Belloc, je passais une ligature sur chaque ligament large et je la tirais avec un serre-nœuds. Cette précaution prise contre l'hémorragie, je saississais le col de la matrice avec une pince de Museux et je portais avec le doigt un long bistouri boutonné et concave vers sa pointe, avec lequel je coupais les ligaments très près de la matrice qui était ensuite retirée avec la pince. Jamais, par le procédé que je viens de décrire, je n'ai blessé la vessie ni le rectum.

ceptable ; elle ne pèche plus que par un point : c'est par
l'insuffisance d'hémostase des artères utéro-ovariennes.
Ce ne fut pas omission de la part de l'auteur. Il prit,
au contraire, bien soin de sectionner l'étage ligamentaire supérieur « avec un bistouri coupant mal, et en
sciant avec lenteur ». Au surplus, en cas d'hémorragie
de l'artère ovulaire « il aurait passé un fil avec une
aiguille courbe, à l'endroit où le sang aurait jailli, il
aurait embrassé le ligament coupé avec une lame de
plomb recourbée comme une pince qu'on aurait serrée
et laissée en place ». Ce en quoi il pourrait être considéré comme le promoteur de l'hémostase par ligature
dans l'hystérectomie, et peut-être aussi le précurseur
de l'hémostase des ligaments larges par des pinces à
demeure, ou l'analogue des pinces.

Et cependant, bien que le problème parût résolu,
l'heure du triomphe n'était pas encore arrivée pour
l'hystérectomie vaginale. La première opération de
Récamier fut couronnée d'un succès opératoire et d'une
survie d'un an. Mais deux autres cas entrepris par lui
avec la collaboration de Roux en 1829 et en 1830 se
terminèrent l'un et l'autre par la mort au bout de quelques heures. Qu'il reste acquis cependant que Récamier occupe une belle place dans cette histoire ; la
preuve de son mérite est démontrée par ce fait que le
procédé de Récamier fut appliqué par tous ses successeurs jusque vers 1886, complété par l'hémostase combinée des artères utéro-ovariennes, sur laquelle bientôt
après insista Claudius von Tarral. Lorsqu'il y a quelques
années encore, l'on parlait de l'hystérectomie vaginale
par l'ancien procédé français, c'est du procédé de Récamier qu'il s'agissait.

Les imitateurs de Sauter, Blundell, Récamier. —
Un immense retentissement acclama partout le procédé
de Récamier. Mais il y eut vite des rivaux et chacun se
mit à l'œuvre pour apporter modifications ou perfec-

tionnements. Dès la même année, nous voyons éclore
le procédé de Gendrin (1), 1829 ; celui de Claudius von
Tarral (2), 1829, à qui revient le mérite d'insister sur la

---

(1) Gendrin. — Procédé essayé une fois sur le cadavre : on com
mence par faire sur les côtés du vagin, à sa partie supérieure, deux
incisions pour aller chercher l'artère utérine. Celle-ci, sur laquelle
il faut agir pour arrêter le sang, se trouve constamment sur la face
externe et un peu antérieure du vagin, aux limites des adhérences
de cet organe avec la vessie, dans tout le tiers supérieur du vagin,
on l'atteint sûrement de cette manière. Puis on fait une incision
transversale sur le repli postérieur du vagin, et ainsi de même sur
l'antérieur, ce qui fait communiquer les deux incisions latérales
qui ont servi à la ligature de l'artère. Si l'on opère en haut du
vagin, on peut tout de suite opérer d'un seul coup la section du
vagin et du péritoine, antérieurement et postérieurement, par les
deux sections transversales. Enfin, après avoir divisé les ligaments latéraux, au lieu de renverser la matrice, on lui fait éprouver
un mouvement de rotation pour l'extraire.

(2) Claudius von Tarral. — Pénétré des inconvénients des efforts
violents nécessaires pour produire le renversement de l'utérus, mais
convaincu de l'avantage de la ligature des ligaments latéraux pour
prévenir toute hémorragie, j'ai cherché aussi une méthode opératoire qui remplirait ces conditions. Voici comment j'ai opéré deux
fois. Après avoir saisi le col de l'utérus avec une pince à érignes,
je le tirai en bas autant qu'il est possible sans faire de tractions con-
sidérables, afin de rendre cet organe immobile. Alors je fis une incision sur les deux tiers supérieurs de la circonférence du vagin, je sé-
parai la matrice d'avec la vessie en suivant le procédé déjà indiqué,
et enfin le péritoine fut incisé de l'insertion d'un ligament large à
la matrice à celui du côté opposé. J'ai cherché ensuite avec l'indicateur gauche la trompe de Fallope, qu'on distingua facilement.
Alors je pris l'aiguille à anévrisme de Deschamps, armée d'une
ligature, je conduisis la pointe de cet instrument (que l'on pourrait
garnir de cire) sur le bord palmaire de l'index, je fis tourner la
courbure de l'aiguille sur la trompe que je déprimai un peu en
bas à l'aide de l'aiguille, et enfin après avoir contourné le ligament
avec l'instrument conducteur du fil, je cherchai à l'endroit de l'incision vaginale la pointe de l'aiguille qu'on peut sentir facilement
à travers le tissu cellulaire. Bien assuré d'avance que la ligature
était assez éloignée de la matrice pour permettre que l'on pût
couper les ligaments latéraux, sans trop s'approcher des fils, je fis
sortir la pointe de l'aiguille à l'endroit déjà indiqué, je saisis la
ligature, l'aiguille fut retirée avec tout le soin convenable et la
ligature serrée avec les doigts. Les ligaments furent aussitôt divisés, puis je fis la section du tiers postérieur du vagin, et la matrice étant séparée du rectum, je procédai à la ligature du côté
gauche ; je le coupai et la matrice fut aussitôt enlevée. L'examen
du bassin montra que les ligaments latéraux droits étaient com-

nécessité de faire l'hémostase non seulement de l'utérine, comme Récamier, mais aussi celle de l'artère utéro-ovarienne ; puis celui de Clément (1), 1830, et beaucoup plus tard, celui de Coudereau (2), 1874-1875, tous étudiés uniquement sur le cadavre.

---

plètement embrassés par le fil et fortement serrés ; le côté opposé l'était moins, ce qui avait permis à une portion des ligaments de s'échapper, quoique la ligature fût également bien placée. J'ai répété depuis cette opération avec le même résultat. Il me semble maintenant qu'il serait beaucoup plus facile de placer les ligatures après avoir complètement isolé la matrice de la vessie et du rectum, car alors on introduirait aisément l'indicateur au-dessus du ligament large et le doigt médius au-dessous de ce même lien, et, ainsi, on pourrait guider sûrement l'aiguille armée du fil.

Nous avons essayé bien d'autres procédés pour l'ablation de l'utérus, mais comme ils n'offrent pas de conditions avantageuses, nous les passons sous silence. Toutefois il faut dire un mot d'autres difficultés que l'opération présente. L'étroitesse du vagin, si on veut le conserver dans son intégrité, peut s'opposer à toute tentative d'enlèvement de l'utérus. Siebold, pour surmonter cet obstacle, augmente les dimensions du vagin en incisant ce canal de chaque côté du périnée. Lizars fendit le rectum. Récamier divisa le périnée sur la ligne médiane. A toutes ces manières, je préfère beaucoup celle employée par l'habile accoucheur de Berlin. Mais une seule incision du vagin, en la dirigeant vers la tubérosité de l'ischion comme celle que l'on pratique pour la taille latérale, agrandit bien suffisamment ce canal.

(1) Clément, rapporté par Pichevin (p. 22), décrit un procédé qui consiste dans le placement d'une pince érigne et l'abaissement de l'utérus. — L'incision du vagin. — La dissection du tissu cellulaire avec les doigts pour séparer la vessie et le rectum de l'utérus, avant d'entreprendre les ligatures artérielles : d'où facilité plus grande pour agir sur les ligaments larges, pour abaisser et renverser la matrice. — Renversement en avant de l'utérus, manœuvre utile. — Section des ligaments larges et ligature isolée des vaisseaux. Pour ce temps de l'opération, Clément écrit : « Un aide maintient le ligament large, tandis que je l'incise de bas en haut en rasant l'utérus. Je saisis avec un crochet de Bronfield chaque vaisseau aussitôt qu'il est divisé, et je le lie, sans attendre la section complète du ligament. »

(2) Coudereau (*Tribune médicale*, 1875). — « Dans tous les cas le péritoine a été largement ouvert et, après l'opération, laissé en communication avec l'extérieur et contenant du sang qui s'y est répandu pendant l'opération et dont il n'est pas possible de le débarrasser entièrement. Ma principale préoccupation était de ne pas ouvrir le péritoine. »

Il recommande alors de dilater l'urètre au début de l'opération et d'introduire un doigt dans la vessie afin de pouvoir surveiller à

Les successeurs de Sauter, Blundell, Récamier.
— Ceux qui suivirent les promoteurs en appliquant à
leur exemple l'hystérectomie pour cancer sur le vivant,
enregistrèrent désastres sur désastres : Langenbeck,
Woff, Dubled, Dieffenbach, Delpech, Walther, Warren,
Bodenstad, Fabri prennent place dans cette phase funé-
raire, qui porta le nombre total des hystérectomies
pour cancer à 19 avec 16 morts immédiates et, parmi les
3 opérées restantes, pas une survie au delà de un an
(Boivin et Dugès). Les cris d'indignation s'élevèrent
de toutes parts; ce fut la condamnation sans appel de
la nouvelle opération. Boivin et Dugès, Velpeau, Du-
parque (1835), Colombat (1843), Sédillot (1846), Scan-
zoni (1858), Aran (1858), Nélaton (1859), Becquerel
(1859), Robert Barnes, Courty, Rochard (1875), Larrey,
frappèrent à coups redoublés sur les tentatives d'ablation totale de la matrice. Ainsi s'écroulèrent dès leur
naissance les plus brillantes espérances, et l'hystérectomie vaginale pour cancer, entachée du plus profond
mépris, fut jetée dans un oubli d'où elle ne devait être
tirée que 45 ans plus tard, grâce à l'antisepsie et à
l'anesthésie.

---

son aise les rapports des deux organes toutes les fois que cela est
utile. Il se sert pour abaisser l'utérus, d'un instrument spécial :
l'endoceps. Cet instrument est formé de deux branches en X, de
sorte qu'en rapprochant l'une de l'autre les deux branches à une
extrémité, on obtient à l'autre extrémité un écartement. Il décolle la vessie et le cul-de-sac vésico-utérin, fait basculer l'utérus
en avant et jette au-dessus de la matrice une anse de fil métal-
lique dont les deux chefs sont passés dans un serre-nœud de Mai-
sonneuve, à l'aide duquel il fait un pédicule uniquement composé
d'éléments péritonéaux. Il passe une broche en fer à travers le pédicule et un second serre-nœud appliqué derrière la broche est
modérément serré. Il détache la matrice et fait la suture du vagin.

Deuxième période : 1876 a nos jours.

L'hystérectomie vaginale pour cancer chez nos contemporains. — C'est une règle générale que l'avènement ou mieux la renaissance d'une grande méthode, soit saluée dès son aurore par d'ardentes controverses et des revendications bruyantes. Il en est de même pour les perfectionnements de la technique de quelque importance. C'est ce qu'à chaque pas l'on remarquera dans cette esquisse historique. Afin de placer quelques jalons, il nous semble utile d'établir dans cette période contemporaine quatre phases se déroulant successivement et marquées chacune par un fait saillant : la première voit renaître, puis se vulgariser l'hystérectomie vaginale pour cancer en Allemagne et à l'étranger (1876-1882); la deuxième est caractérisée par l'arrivée en France de l'hystérectomie, mais la méthode reste dans l'incertitude (1882-1886); la troisième nous fait assister au brusque essor de l'opération grâce à un perfectionnement qui la rend bénigne : l'hémostasie par pinces à demeure (1886-1891); la quatrième simplifie la technique de l'hémostasie dont la phase précédente avait abusé. L'absence partielle ou totale d'hémostase préventive, la suppression du morcellement, en sont les traits dominants (1891-1898).

Première phase : *L'hystérectomie vaginale pour cancer en Allemagne et à l'étranger (1875-1882)*. — C'est Hennig (de Leipsig) qui en 1876 fit la première ablation vaginale totale pour cancer. Son manuel opératoire fut défectueux, il renouvela les mêmes errements que Sauter et Blundell, c'est-à-dire qu'il négligea l'hémostase. En sorte qu'il ne fit point école et que le silence se fit sur son opération, bien que sa malade eût guéri. C'est donc à Czerny (1) que revient l'honneur d'avoir ressuscité la méthode le 12 août 1876, en lui appliquant l'anesthésie, l'antisepsie, et une technique parfaitement réglée, principalement au point de vue de l'hémostase avec fil; mais très similaire pourtant à celle de Récamier. Bientôt, Billroth (2) 1880, Schrœder (3) A. Martin (4), Olshausen (5), Saenger (6), Schede, entrèrent dans la même voie et furent suivis eux-mêmes par Fritsch (de Breslau) (7), Kocks, Reuss, Staude, Duvellius, Léopold et une foule d'autres. Wœlfler et Mikulicz (8), de la maison de Billroth, exposèrent la technique de leur maître, dont les points saillants sont les ligatures multiples des ligaments larges et l'irrigation continue. Il est digne de remarque que l'hystérectomie vaginale pour cancer dut un peu sa fortune aux désastres qui frappaient alors coup sur coup sur sa rivale l'hystérectomie abdominale pour cancer, dite l'opération de Freund. C'est la raison qui amena chez beaucoup de chirurgiens un changement de front, la raison pour laquelle A. Martin (de Berlin), dès qu'il eut fait sa conversion, nous exposait en 1881 son procédé fort connu depuis. De l'Allemagne, la nouvelle opération ne tarda pas à rayonner en Suisse où elle fit son entrée avec Kocher (9) et Muller (10), en Amérique

(1) Czerny. — *Wiener Medicin Wochens.*, 1880, nᵒˢ 45 et 49, et *Berliner klinische Wochenschrift*, 1882, nᵒ 46.

(2) Billroth. — D'après Wœlfler : *Berliner klinische Congres.*, 1880.

(3) Schrœder. — *Centralblatt f. Gynecol.*, 1880, nᵒ 21, et *Archiv. f. Gynecol.* T. XVI, p. 479.

(4) Martin (A.). — 10ᵉ Congrès des Chirurgiens allemands et *Berlin. klin. Wochenschr.* 1881, nᵒˢ 35-36, et *Centralblatt f. Gynecol.*, 1881.

(5) Olshausen. — *Berlin. klin. Wochensch.*, 1881, nᵒˢ 35-36, et *Archiv. f. Gynecol.*, 1882, p. 290.

(6) Saenger. — *Archiv. f. Gynecol.*, 1883, p. 99.

(7) Fritsch. — *Centralblatt f. Gynecol.*, 1882, nᵒ 8.

(8) Mikulicz. — *Wiener Medic. Wochenschr.*, 1880, nᵒ 47 et 1881.

(9) Kocher. — *Revue médicale de la Suisse Romande*, 1881, nᵒ 11.

(10) Müller. — *Centralblatt f. Chirurgie*, 1882, nᵒ 10, et *Wiener medic. Wochensch.*, 1884.

avec Anderson (1), Fanger (2), Cushing (3), Burke, Polk, Vecchi ; en Italie, avec Bompiani (4), Bottini (5), Calderini (6), Cerherelli, Margary, Paggi, alors qu'il n'en était pas encore question chez nous.

Sont parvenus en France les procédés de Billroth, celui de A. Martin dont la connaissance nous a été donnée par Pozzi, celui de Léopold, celui de Müller dont Marchand a fait mention à la Société de Chirurgie de Paris en 1885, et les modifications de Duvellius, de Schrœder, de Fritsch, etc. Le trait le plus saillant de la technique allemande c'est l'hémostasie par ligature qui n'a jamais cessé d'être en honneur au-delà du Rhin et à laquelle nous reviendrons peut-être d'ici peu, mais par exception.

DEUXIÈME PHASE : *L'hystérectomie vaginale pour cancer en France ; sa phase d'incertitude.* — Le 12 juin 1883, Demons (7) (de Bordeaux) fit à l'Acadé-mie de Médecine une communication sur l'extirpation totale de l'utérus par le vagin avec relation d'une opé-ration pratiquée par lui, pour cancer, le 9 décembre 1882. Un mois après, Péan (8) déposait le 10 juillet 1883 sur le bureau de l'Académie, une brochure sur l'inter-vention chirurgicale dans les petites tumeurs de l'ovaire et de l'utérus, dans laquelle l'auteur reporte la date de ses deux premières opérations à l'année 1882. C'est

---

(1) Anderson. — *Amer. Journ. of obst. sc.*, april 1882.
(2) Fanger. — *Amer. Journ., of obst. sc.*, january 1882.
(3) Cushing. — *Amer. Journ. of. med. sc.*, april 1882 et *the Medical Record*, mai 1883.
(4) Bompiani. — *Gaz. med. di Roma*, 1881, n° 16.
(5) Bottini-Guarneri. — *Gaz. degli ospitali*, 1882, n° 13.
(6) Calderini. — *Annali di obstetricia, gynecol. e pediatria*, 1882, n° 8.
(7) Demons (de Bordeaux). — Académie de Médecine, 12 juin 1883, et *Archives générales de Médecine*, septembre 1883, et Société de Chirurgie, 18 juin 1884.
(8) Péan. — Bulletin de l'Académie de Médecine, 1883, p. 768. Ce travail se trouve reproduit dans les Leçons de clinique chirur-gicale de Péan, 1886.

seulement en 1886 que Gomet, dans sa thèse faite sous l'inspiration de Péan, précise comme date de la première hystérectomie de Péan, le 25 octobre 1882, c'est-à-dire un mois et demi avant l'opération de Demons. En réalité, lorsqu'on se reporte à cette importante thèse, on apprend que la première hystérectomie pour cancer faite par Péan, est du 28 décembre 1882, c'est-à-dire postérieure de 19 jours à celle de Demons ; deux hystérectomies faites avant cette époque par Péan sont relatives à des fibromes, dans l'histoire desquels elles trouvent leur place naturelle. Bien plus, l'hystérectomie vaginale pour cancer est assez mal accueillie par Péan, qui écrivait encore en 1886 : « Lorsque l'utérus est affecté de cancer épithélial, l'ablation totale n'a donné jusqu'ici de bons résultats que dans les cas où le néoplasme était limité au col de l'utérus ainsi qu'à la muqueuse. Or, dans ce cas, l'ablation partielle avec le cautère tranchant aurait suffi et aurait été d'une bénignité incomparable... L'ablation totale de l'utérus, si vantée aujourd'hui dans ces sortes de tumeurs, trouvera rarement son application. » (Péan, t. IV, p. 75.)

C'est donc à Demons que revient la priorité de l'hystérectomie pour cancer en France. La communication de Demons eut vite un grand retentissement, son exemple fut suivi à Bordeaux par Dudon (1). Il faut attendre un an après la communication *princeps* pour assister à une première discussion de la Société de Chirurgie sur ce sujet ; elle fut soulevée le 4 juin 1884 par Bœckel (2). Ce fut le point de départ de controverses où la nouvelle opération reçut un fort mauvais accueil, en particulier de Verneuil, de Polaillon, etc.

L'année suivante 1885, la discussion se ralluma à l'occasion d'une communication de Dudon, relatant sept cas pratiqués à Bordeaux.

---

(1) Dudon. — *In* Doche. Thèse de Bordeaux, 1884.
(2) J. Bœckel. — Sur l'hystérectomie vaginale dans les cas de cancer. Bull. de la Société de Chirurgie, 4 juin 1884.

C'est Terrier qui, le premier à Paris, accepta la légitimité de l'hystérectomie vaginale. Il fit ressortir la formelle nécessité qu'il y a, ici comme pour tout cancer, de supprimer la totalité de l'organe dégénéré. Puis chacun relata ses cas. Ce furent ceux de Tillaux, de Terrier (deux cas), de Trélat, de Gilette (deux cas) et quelques semaines plus tard encore à la même enceinte, la relation des cas de Le Dentu, de Richelot, ce qui pour cette année 1895, porta à 8 le nombre des opérations faites à Paris. L'impression régnante fut qu'il s'agissait d'une opération grave, car sur 8 cas, on comptait 4 morts et 4 guérisons opératoires. Cette gravité, elle tenait à la difficulté du placement des ligatures, principalement des ligatures supérieures, celles de l'utéro-ovarienne. C'était bien là l'obstacle, la pierre d'achoppement (Richelot), puisque cette difficulté est signalée dans les observations de Tillaux, de Terrier (cas n° 1), de Trélat, de Terrier (cas n° 2 suivi de mort par hémorragie), de Richelot (mort par hémorragie). Aussi, pour plus de sûreté, Le Dentu laissa à demeure de grandes pinces à ligament large. Le 11 novembre 1885 Richelot proposa, vu les difficultés de l'hémostase, la pince à pression substituée à la ligature des ligaments larges. Comme autre difficulté, on signale aussi celle de basculer l'organe (Trélat, Gilette). Avec Marchand la discussion prit fin. Celui-ci communiqua un cas personnel et relata une manœuvre qui facilite le placement des ligatures, c'est celle de Müller (section médiane), manœuvre qui fut immédiatement rejetée par Gilette.

A peine la question revint-elle à l'ordre du jour, au commencement de 1886 à la Société de Chirurgie, qu'une première désertion se produisit, c'est celle de Tillaux. Ayant constaté dans un cas la récidive au bout de six semaines, ce chirurgien se déclara refroidi et disposé à en revenir à l'amputation sus-vaginale de Verneuil. Au contraire Terrier, par un troisième puis un quatrième cas personnel, Marchand par un deuxième cas, Trélat par un deuxième cas, marchèrent toujours plus avant dans la nouvelle voie. Et cependant le principal obstacle restait toujours le même : l'hémostase de l'étage ligamentaire supérieur. Par exemple dans le troisième cas de Terrier opéré avec Richelot, l'opérateur se trouva dans la nécessité de laisser les pinces à demeure, comme Bœckel, comme Le Dentu l'avaient déjà fait. De même dans une observation de Rohmer, rapportée par Richelot, il est dit que par nécessité les pinces durent être laissées à demeure. La proposition de Richelot faite le 11 novembre 1885, *de substituer systématiquement les pinces à la ligature*, n'avait aucun écho et Richelot lui-même n'avait pas encore eu l'occasion d'appliquer son procédé. Or, il n'est pas douteux, lorsqu'on a lu dans le texte les observations qui s'accordent toutes à consigner les difficultés de la ligature que l'hémostasie par pinces à demeure n'eût réalisé un progrès considérable et permis à l'hystérectomie, encore d'exécution difficile, de conquérir définitivement droit de cité. Aussi n'hésitons-nous pas à ouvrir une phase nouvelle avec la communication de Richelot.

TROISIÈME PHASE (1886-1892). *Phase de l'hémostasie par pinces à demeure.* — C'est à Richelot que revient incontestablement l'honneur d'avoir proposé et réalisé l'application systématique de l'hémostasie par pinces à demeure, d'en avoir fait comprendre toute la valeur, et, par ce fait, d'avoir amené un immense progrès dans la technique de l'hystérectomie vaginale en général. Cette priorité lui est acquise par la date du 11 novembre 1885 (Société de Chirurgie), et celle encore du 13 juillet 1886 (Académie de Médecine). A cette époque, non seulement il conseilla ce *modus faciendi*, mais il avait lui-même mis son projet à exécution. Par une communication ultérieure du 19 octobre 1896, il vulgarisa et défendit son procédé d'hémostasie par pinces à demeure. Est-il permis, comme on l'a fait, de contester la priorité à

Richelot ? Non, pour les raisons suivantes : on a dit que Récamier, dès 1829, avait songé à « embrasser le ligament coupé avec une lame de plomb recourbée qu'il aurait serrée et laissée en place ». Il y a là une idée dont l'auteur n'a guère entrevu la valeur, puisque jamais il n'a cru devoir la réaliser. Bien longtemps après, Spencer Wells (1), en 1882, proposa, comme procédé de choix, d'appliquer de longues pinces et de les laisser à demeure sur les ligaments larges pendant deux ou trois jours. Voici une idée bien et nettement exprimée ; c'est évidemment la même pensée que Richelot, mais pourquoi l'auteur ne l'a-t-il pas mise en pratique ? Ce que ne firent ni Récamier, ni Spencer Wells, Bœckel (2), en 1884, le réalisa, mais ce fut par nécessité.

De même Le Dentu (3) a bien exécuté l'hémostase préventive à l'aide d'une pince qu'il avait fait construire, mais s'il a pratiqué cette manœuvre, il n'a pas exprimé le parti qu'on peut en tirer, il n'a pas tenté de systématiser.

Jennings (4) en 1886, élève de Spencer Wells, laissa,

---

(1) Spencer Wells. — « Je crois que l'opération serait très simplifiée si l'on procédait ainsi : attirer l'utérus en bas ; séparer les points d'attache du vagin, le plus près possible de l'utérus ou dans les points exacts où se réfléchit le péritoine sur ses parois, saisir tous les vaisseaux saignants aussitôt qu'ils sont divisés avec des pinces à pression, ne pas se servir de ligatures, mais laisser les pinces pendre hors du vagin pendant deux ou trois jours jusqu'à ce que tout danger d'hémorragie ait cessé. » — Ovarian and uterine tumours. London, 1882, p. 526. Traduction in *Traité de Gynécologie*, Pozzi, 3e édition, p. 426, en note.

(2) Bœckel, 1884, Société de Chirurgie. — « J'applique deux longues pinces hémostatiques un peu au hasard et ne pouvant, vu les profondeurs de la plaie, les remplacer par des ligatures, je les laisse en place. »

(3) Le Dentu. — Société de Chirurgie du 4 novembre 1885. « J'ai placé une de ces pinces au voisinage immédiat de l'utérus, puis une seconde immédiatement en dehors de la première, et j'ai coupé entre les deux avec les ciseaux. De cette façon j'ai évité l'hémorragie qui aurait pu provenir des vaisseaux utérins et j'ai protégé ma ligne de sutures, pas assez cependant pour éviter la section d'une des anses, ce qui m'a déterminé à laisser la pince à demeure pendant 24 heures. »

(4) Jennings. — *The Lancet*, 1886, vol. I, mars 1886, p. 682 et 825.

comme Le Dentu, des pinces à demeure dans un cas, mais ce fut encore par nécessité.

C'est Péan, en 1886, qui revendiqua le plus bruyamment cette technique (1). A plusieurs reprises il formula ses revendications, notamment au Congrès de 1886, à la séance du 19 octobre. Mais à ce propos il détourna la discussion sur l'hémostasie préventive en général, dont il réclama la paternité. Par malheur il est trop facile d'opposer à Péan, Péan lui-même. C'est ainsi que dans la même communication il dit : « Les pinces qui ont servi à l'hémostase préventive permettent, si le cas est simple, d'abaisser à volonté, avec facilité les ligaments larges, de bien voir au fond du vagin et de les *lier séparément* », p. 390 ; preuve que l'auteur ne fait pas de la pince à demeure une technique systématique. On peut d'ailleurs multiplier les citations de Péan toutes concordantes pour démontrer que l'auteur ne voyait là qu'un moyen de nécessité. D'autre part, son élève Gomet écrit que dans une hystérectomie faite le 19 juin 1885, Péan éprouvant de la difficulté à lier la partie supérieure des ligaments larges, laissa les pinces à demeure,

---

(1) Péan. — « Si nous craignons que nos pinces appliquées sur les vaisseaux n'aient pas suffisamment assuré l'hémostase sur quelques points de la loge qui contenait la tumeur, nous laissons *au besoin* à demeure pendant plusieurs heures quelques-unes de ces pinces, d'autant plus volontiers que nous préférons ne pas fermer complètement l'ouverture péritonéale, afin de mieux assurer l'écoulement des liquides qui pourraient y avoir pénétré. » *Gaz. des Hôpitaux*, 13 mai 1886, p. 445. — « Si d'ailleurs quelque vaisseau continuait à saigner, on n'aurait qu'à laisser une pince hémostatique à demeure pendant 24 heures. » *Gaz. des Hôpitaux*, 2 juillet 1885, p. 603. — « Dans l'hystérectomie nous ne laissons les pinces en place que si l'intestin ne tend pas à faire hernie par la plaie péritonéale, ou si la surface d'implantation de la tumeur utérine est large, profonde, difficile à lier.... Nous n'avons jamais eu d'hémorragies primitives ou secondaires dans les nombreuses hystérectomies vaginales que nous avons faites. » *Gaz. des Hôpitaux*, 6 juillet 1886, p. 622. — « Le nom de Péan doit plutôt être rattaché au procédé dit de pincement qu'à celui des ligatures, bien que ce chirurgien se serve des ligatures dans des cas déterminés. » Secheyron, Traité d'hystérectomie, Paris, 1889, p. 531.

moyen qui n'est qu'une application particulière de la forcipressure, «mais Péan ne le conseille pas comme règle de conduite » (Gomet, p. 136). A la même époque, les pinces à demeure furent aussi appliquées par Buffet (d'Elbeuf), qui recommanda, après l'avoir appliqué lui-même, l'emploi méthodique des pinces à forcipressure. « Ce procédé dispense complètement des sutures qui, dans les procédés anciens, sont conseillées toujours en très grand nombre, qui sont difficiles à appliquer et ont le plus souvent l'inconvénient de retenir derrière elles les liquides de sécrétion de la plaie. »

Mais ce chirurgien ne considéra que l'amputation supra-vaginale du col et ne fit aucune allusion à l'hysté-rectomie vaginale (1). Ne sont pas mieux justifiées les tardives revendications de Zweifel (2), ni celles de Freund (3). Que ceux-ci aient importé la technique française dans leur pays, le fait est vraisemblable.

De cet exposé résulte que Richelot est bien le promo-teur de l'hémostasie par pince à demeure dans l'hysté-rectomie vaginale, personne n'ayant de titres suffisants

---

(1) Buffet (d'Elbeuf). — *Gazette des Hôpitaux*, 1886, p. 928.

(2) Zweifel dit avoir fait fabriquer des clamps pour les ligaments larges dès l'année 1880. Ces pinces devaient rester en place jusqu'à ce que les pédicules fussent détachés spontanément. Il s'en était servi une fois. — Zweifel, *Centralblatt f. Gynecol.*, 19 septembre 1896.

(3) Freund, « au dire de Landau, est le père de la forcipressure appliquée à l'ablation de l'utérus. Il est bon de faire remarquer que dans le travail auquel il est fait allusion et qui a été publié en 1881, Freund (*Zeitschrift für Geburt. und Gyn.*, Bd VI, 1881, p. 358 et 373) s'était borné à exposer des considérations théoriques. Il avait appliqué des pinces au cours d'exercices cadavériques, lorsqu'il étudiait les manœuvres nécessaires pour pratiquer l'hystérectomie totale par la voie abdomino-vaginale. Il ajoutait l'idée d'employer aussi les compresseurs dans les cas ou l'extirpation totale de l'utérus par le vagin s'imposait. Néanmoins, je ne l'ai pas encore essayé, attendu que, en dehors de certains cas rares où la procidence de l'utérus carcinomateux existe déjà ou va se produire, je considère la méthode comme non recommandable. » Nous reproduisons ces deux citations textuellement d'après Pichevin. *Loco citato*, p. 30.

pour lui contester cette priorité. Or cette technique, je le répète, a une telle importance, que je n'ai
pas craint de la considérer comme l'avènement d'une
phase nouvelle. Que l'avenir vienne dire « si cette
pratique n'est pas à l'abri de tout reproche, et si elle
est supérieure à celle qui fut tout d'abord préconisée
par Péan. » (Pichevin, p. 36) : le fait est possible, mais
je soutiens que pour l'année 1886, cette nouvelle pratique réalisa un progrès considérable et à elle seule
suffit pour vulgariser rapidement l'hystérectomie, alors
qu'elle était encore d'une exécution difficile, raison
pour laquelle elle était si mal jugée.

C'est qu'en effet, à ce moment-là, le camp des oppo-
sants était encore en pleine puissance. C'est l'heure où
Verneuil préconisait l'amputation sus-vaginale du col
utérin avec la chaîne de l'écraseur, et l'opposait à l'extirpation totale comme plus facile, plus efficace et moins
dangereuse. Contre la « grande opération », il opposait une série de 26 amputations partielles, sans accident. Que de morts au contraire avec l'hystérectomie !

A juste titre, on objectait que l'utérus n'est pas assi-
milable au sein en matière de cancer ; tandis que dans
les cancers mammaires, les ganglions axillaires sont
accessibles et extirpables avec la totalité de la glande,
à l'utérus au contraire, la zone d'envahissement et les
ganglions pelviens nous échappent. Mais il n'en est pas
moins préférable de supprimer des voies possibles de
propagation au corps. « Au fond, comme le dit Richelot (1), l'argument qui avait inspiré l'éminent chirurgien, c'était la gravité excessive que paraissait avoir
l'extirpation totale. »

Une fois la principale difficulté de l'opération écartée,
c'est-à-dire l'hémostasie, l'impulsion fut vite donnée ;
de toutes parts on se mit à pratiquer l'hystérectomie
vaginale.

---

(1) Richelot. — De l'hystérectomie vaginale, p. 4. Paris, 1894.

En 1887, Trélat, Terrier (6 cas), Bouilly (11 cas), Richelot (11 cas), Monod, puis Routier, Pozzi à Paris, J. Bœckel à Strasbourg (3 cas), Doyen à Reims (1), suivis bientôt d'une foule d'autres, firent l'ablation vaginale totale pour cancer. De son côté, Péan (2), qui à la fin de 1886 n'avait encore pratiqué que 4 ablations totales pour cancer, commença à prendre une part des plus actives au succès de l'hystérectomie, multiplia ses interventions en si peu de temps que trois ans plus tard, 1889, il n'en consignait pas moins d'une trentaine de cas dans le travail de Secheyron. La Société de Chirurgie garda le silence pendant 3 ans ; mais à l'étranger les opérations se succédèrent en séries entre les mains de Williams, de Schauta, de Landau, de Martin, etc., et dans cet espace triennal on compte 122 mémoires sur la question (Terrier). L'hémostasie à la Richelot fit bien vite son chemin en France. Pourtant quelques rares voix s'élèvent encore en faveur de la ligature. C'est ainsi que Demons (3) (en 1888), que Pozzi (4), 1888 (dans une communication où il fit connaître le procédé de A. Martin), tentèrent le procès des pinces à demeure. Mais leurs objections n'eurent pas d'écho ; la cause était jugée en faveur des pinces et la technique assez satisfaisante pour que chacun la reconnût la meilleure et la plus sûre pour l'époque. Cependant Péan, en adoptant la technique de Richelot, crut bon de la modifier par le pincement préventif et le morcellement. Le résultat fut que l'opération se compliqua sans profit. Le pincement préventif et le morcellement sont absolument inutiles lorsqu'il s'agit d'extirper un utérus cancéreux. Cepen-

---

(1) Doyen. — Cas rapporté par Secheyron, *in* Traité d'hystérectomie, Paris, 1889.

(2) Péan. — Observation de la thèse de Gomet.

(3) Demons. — Compte rendu du Congrès français de Chirurgie, 3e session, 1888, p. 372.

(4) Pozzi. — Compte rendu du Congrès français de Chirurgie, 3e session, 1888, et Indicat. et technique de l'hystérect. vagin. pour cancer. *Annales de Gynécol.*, août 1888, p. 81.

dant par l'habileté avec laquelle il pratiquait l'hystérectomie qui lui était si familière, par la facilité avec
laquelle il surmontait les obstacles, Péan créa un cou-
rant et fit école pendant quelques années.

Quatrième phase (1891-1898) : *La simplification de
la technique.* — La complication progressive à laquelle nous conduisait Péan par l'abus du morcellement et de l'hémostase préventive, appelait une évolution nouvelle. Quénu(1) d'une part, en systématisant la
section médiane comme moyen d'abaissement et de
section de l'utérus, là où le pincement est inutile (zone
avasculaire) ; Doyen (2) d'autre part, par la suppression
radicale du morcellement et de toute hémostase préventive, ont ouvert cette phase de simplification. Pour les
manœuvres d'extraction de l'utérus, il n'est pas nécessaire d'hémostasier l'organe avant de le dégager. Il suffit
de s'écarter des pédicules vasculaires pendant toute section, de couper dans les zones avasculaires (Quénu)
soit en n'incisant que la seule paroi antérieure (hémisection médiane de Doyen), soit en incisant les deux
parois à la fois (bisection médiane de Quénu).

Il en est de cette phase comme de celle qui la précède
et qu'inaugura Richelot. Quénu et Doyen, chacun sur
un terrain différent, ont une place qu'on ne peut leur
contester : Quénu a systématisé la section médiane ;
on lui a contesté la paternité de cette technique. Il est
vrai, en effet, que Péan, dans la première de toutes ses
hystérectomies, l'a précisément employée, mais il l'a
rejetée immédiatement. Il en est de même de Simpson, et
surtout de Müller, 1882. En sectionnant l'utérus en deux,
Müller (3) se proposa non pas d'extraire l'utérus (puis-

---

(1) Quénu. — Voir pour les renseignements précis l'historique
que nous ferons pour les fibromes et les suppurations pelviennes.
(2) Doyen. — Même remarque.
(3) Müller. (*Centralblatt f. Gynecologie*, 25 février 1882). —
« L'extirpation de l'utérus par la voie vaginale n'est pas exempte

qu'il ne sectionnait l'utérus que lorsqu'il était dehors), non pas d'exécuter le temps principal de l'hystérectomie, celui de l'extraction, mais seulement de faciliter le place-ment des ligatures, l'organe une fois sorti. Ajoutons que ce chirurgien (1) paraît depuis avoir renoncé à sa propre technique. Quénu, en systématisant et en généralisant la section médiane à toute hystérectomie, en l'employant dans le but de supprimer le morcellement, dans le but d'extraire (temps principal de l'hystérectomie vaginale) l'utérus en l'abaissant en endoversion, dans celui d'évi-ter l'hémostase préventive par la section dans les zones

de difficultés au premier rang desquelles il faut mettre la ligature et la section des ligaments..... Un cas dans lequel la ligature glissa et qui se termina par une hémorragie mortelle, me suggéra l'idée de chercher un moyen pour obvier à la difficulté de lier le premier ligament, ou du moins de faciliter cette manœuvre. Tous les opérateurs savent que le deuxième ligament se lie avec faci-lité et sécurité, parce que l'utérus, libéré du premier ligament utérin, peut ainsi être attiré en avant des organes génitaux ex-ternes, et que de cette façon le second ligament est rendu très facilement accessible ; ce sont là des faits qui conduisent à recher-cher la façon qui permettrait de pratiquer la ligature du premier ligament dans les mêmes conditions que celle du second ligament. On y arrive de la façon suivante : l'utérus, soit renversé, soit attiré en bas, est divisé longitudinalement en deux moitiés. Ceci fait, chaque moitié de l'utérus avec son ligament peut être attirée en bas et liée avec une aussi grande facilité que s'il s'agissait du se-cond. La difficulté inhérente à la libération de l'utérus d'avec le premier ligament est ainsi écartée. Remarquons que les hémorra-gies consécutives à la division de l'utérus sont sans importance aucune, car au point où est pratiquée la section, il n'y a pas de gros vaisseaux; il n'existe là que de petits vaisseaux anastomo-tiques entre les gros troncs de droite et de gauche. En outre, on peut assez rapidement diviser l'utérus (avec un bistouri ou des ciseaux) pour que ces légères hémorragies qui se produisent n'aient qu'une durée fort courte. Enfin les deux moitiés section-nées peuvent être comprimées avec les mains, ou encore on peut comprimer de la même manière les ligaments. On peut aussi tor-dre ceux-ci de façon à ce que l'hémorragie soit momentanément suspendue jusqu'à ce qu'on pose une ligature sûre. »

(1) Müller (*Centralblatt f. Gynecol.*, 1887). — « Jusqu'ici aucun des procédés connus d'hystérectomie vaginale, *y compris celui qui m'est propre*, ne m'a entièrement satisfait... Les liga-tures des ligaments larges peuvent glisser ou comprimer impar-faitement les vaisseaux. Aussi l'emploi des pinces à demeure pro-posé par Richelot, est-il venu fort à propos. »

avasculaires, enfin dans celui de commodément réaliser une hémostase dernière, a attaché son nom à la section médiane. Il n'a avec Müller qu'un seul point de commun, c'est que tous deux font facilement l'hémostase dernière. On voit donc combien il est inexact d'associer le nom de Quénu à celui de Müller lorsqu'on parle de la section médiane. C'est commettre le même errement que d'appeler par exemple l'hémostasie par pinces à demeure la technique de Récamier-Richelot.

De même Doyen n'est pas le premier chirurgien qui ait pratiqué l'hémostase dernière de l'hystérectomie. Dans l'extraction par bascule en arrière de l'utérus, ou ancien procédé français, le fond de l'utérus était déjà à la vulve lorsqu'on procédait à la ligature des artères utéro-ovariennes. Müller, en pratiquant la section médiane, n'avait comme seul but que de faire l'hémostase *dernière*, consécutive à l'extraction, et de bien placer ses fils, lorsque l'utérus était dehors. Mais ce chirurgien n'a jamais fait valoir la supériorité de l'hémostase consécutive sur l'hémostase préventive. Il lui manquait sans doute un terme de comparaison, que quelques années après nous trouvions en France dans l'hémostase préventive appliquée systématiquement par Péan. Donc Doyen a le grand mérite d'avoir réagi vigoureusement contre la pratique de Péan, qui est incontestablement la moins bonne. Doyen a bien montré, bien exprimé clairement les avantages de l'hémostase *consécutive* qu'il a généralisée et systématisée et à laquelle par suite il nous semble avoir attaché son nom.

Pendant que les débats se déroulaient sur le terrain technique, d'autres chirurgiens apportaient de partout les résultats de leur pratique et s'attachaient à étudier la valeur curative de l'hystérectomie vaginale pour cancer.

C'est de 1891 à 1897, c'est-à-dire dans la phase qui nous occupe, que, sur ce point, nous relevons les travaux les plus importants. Ceux de Terrier, de Segond, de Bouilly, de Pozzi, de Richelot, de Jacobs, de Landau, etc., etc., pour ne citer que les principaux. Parmi ceux-ci il convient spécialement de signaler le livre de Richelot, 1894, plus particulièrement consacré à l'hystérectomie pour cancer, et dans lequel les résultats immédiats et éloignés de l'opération sont minutieusement étudiés.

Telle est l'histoire de l'hystérectomie vaginale pour cancer. Si tourmentée et si mouvementée à certaines époques, elle paraît aujourd'hui presque ensevelie. A l'heure présente, l'hystérectomie vaginale perd du terrain, au profit de l'hystérectomie abdominale de Freund qui vient d'être rajeunie. Mais, de part et d'autre, les résultats ne sont pas tellement supérieurs, que l'une soit destinée à disparaître complètement; par une sorte de balancement, l'on reconnaît à peu d'années de distance, que la faveur est tantôt à la voie haute, tantôt à la voie basse.

Je ne puis donc croire que l'histoire de l'hystérectomie vaginale pour cancer soit terminée, et qu'elle ne soit plus destinée dans l'avenir à recouvrer un regain de vitalité.

INDICATIONS ET CONTRE-INDICATIONS.

S'il est difficile de mettre en formule les limites de l'opérabilité radicale du cancer utérin, la tâche est singulièrement plus délicate encore pour le clinicien. Souvent celui-ci se trouve en face de facteurs complexes dont chacun réclame une minutieuse analyse ; tous réunis ne nous amènent parfois qu'à une simple impression générale, favorable ou non à l'intervention, sauf pour les cancers étendus que personne ne songe à opérer.

Il est clair que l'abstention est de règle absolue, chaque fois que le chirurgien a la certitude que l'intervention ne peut être au moins adéquate au mal. Nous devons par suite nous déclarer désarmés :

1° En face de toute *généralisation* viscérale ou à distance, dans le cas par exemple d'adénopathie lointaine, sus-claviculaire ou autre manifestement reconnue.

2° Un état général trop précaire pour supporter l'intervention, et non susceptible d'amélioration par un traitement réconfortant, l'existence de tares organiques, et en particulier un mauvais fonctionnement des reins, se traduisant par de l'albumine ou de l'urémie, sont des raisons bien suffisantes pour écarter toute opération radicale.

3° Pour les cancers des *jeunes femmes*, celles qui sont aux environs de la trentaine, l'hystérectomie vaginale donne de si déplorables résultats que certains chirurgiens, comme Bouilly, ne sont pas éloignés de les considérer comme demandant à être respectés. A l'opposé de ces cas, Bouilly admet qu'*après 60 ans*, le cancer marche souvent avec si peu de rapidité, qu'il vaut mieux ne pas enlever l'utérus cancéreux. Comme Bouilly, Jacobs pense qu'après cet âge, l'intervention dite radicale doit être exceptionnelle. On peut parfois en dire autant des cancers utérins compliqués de *grossesse*, celle-ci imprimant à la néoplasie une effroyable poussée. Toutefois les statistiques à ces différents points de vue ne sont pas assez décisives pour fixer notre jugement sans appel, et il n'est pas encore prouvé irréfutablement que les cancers des jeunes, des vieilles, ou des femmes enceintes soient au-dessus des ressources de l'art. Landau, par exemple, a obtenu des guérisons durables chez de jeunes femmes.

4° L'on s'abstient aussi en face d'un cancer *ayant envahi la vessie ou le rectum*. Si quelques voix autorisées, comme celles de Mikulicz, de Schauta, etc., ont admis ces extrêmes limites comme justiciables de l'hystérectomie, elles n'ont pas eu d'écho. C'est qu'en effet les frontières exactes du mal ne sont plus à la vessie ou au rectum ; on peut avancer avec certitude, qu'en pareil cas, elles sont toujours inaccessibles ; qu'au loin, dans les vaisseaux blancs et les ganglions, pullulent les cellules néoplasiques. Il est arrivé à maintes reprises, qu'en commençant l'opération, le chirurgien entre d'emblée dans la vessie alors même qu'il sait prendre les précautions d'usage pour éviter cet accident. En ces circonstances, c'est que le mal a déjà évolué sourdement jusqu'au réservoir vésical. Nous avons toujours vu nos maîtres, après une réparation immédiate du réservoir vésical perforé, prendre le sage parti d'en rester là et renoncer sur le champ à toute tentative de cure radicale. Sans doute, une cystectomie ou une proctectomie partielle, combinée à une hystérectomie, n'est pas chose irréalisable ; mais combien plus grave deviendrait le pronostic opératoire ! Bénéfice nul pour la malade, opération incontestablement grave, voilà qui suffit pour faire nettement pencher la balance du côté de l'abstention.

5° Cancer propagé *aux paramètres et aux ligaments larges*, égale abstention. Telle est la règle partout admise. Ce n'est plus d'une carcinose utérine, mais bien d'une carcinose pelvienne qu'il s'agit. Il se peut toutefois que la formule classique soit appelée d'ici peu, à subir sur ce point une modification. A ceux qui admettent que les uretères peuvent être anastomosés à la vessie par quelque cysto-urétéro-néostomie préliminaire établie loin du mal, une hystérectomie associée à une large exérèse des ligaments larges, paraît aujourd'hui réalisable sans notable aggravation des risques opératoires. Déjà à l'heure où nous écrivons, les premières tentatives de ce genre sont à l'étude. Est-ce à l'hystérectomie vaginale totale ou à l'abdominale totale qu'il appartient de réaliser le plus aisément un tel plan opératoire? Il serait prématuré de le dire. Un cas présenté il y a quelques mois (1898) par M. Quénu à la Société de Chirurgie, dans lequel avec l'utérus cancéreux enlevé par le ventre, on avait extirpé l'artère utérine et les tissus ligamentaires attenants jusqu'à l'origine du vaisseau, en réclinant l'uretère, cas qui se termina par succès, a modifié notre ancienne manière de voir au sujet de l'abstention dans les cas de pointes d'envahissement dans le ligament large, et nous engage à rechercher si l'opération ne peut pas étendre son action dans cette direction. Rappelons que dans trois cas de ce genre, Paulick, ayant mis préalablement des sondes dans les uretères, afin de les reconnaître et de les récliner, a extirpé par le vagin non seulement l'utérus, mais le parametrium. Malheureusement l'auteur n'a pas fait connaître les résultats de ses interventions. L'envahissement des ligaments larges n'est pas toujours facile à déceler lors d'un examen clinique. Les cas ne sont pas rares où avec un utérus parfaitement mobile, on a été surpris de trouver à l'examen histologique, des boyaux épithéliaux à peine dépassés par l'exérèse. Par contre il faut savoir que si l'organe est enclavé dans le pelvis il ne l'est pas toujours par des trainées cancéreuses, mais par des adhérences inflammatoires. C'est dire combien il est difficile de prendre une décision au lit du malade, lorsqu'on soupçonne la propagation néoplasique au parametrium.

6° Le cancer *propagé au vagin* est-il justiciable ou non de l'opération radicale ? Non le plus souvent. Certes, nous sommes en mesure de faire sans péril des hystéro-colpectomies aussi larges qu'on les désire. Elles sont même implicitement comprises dans l'opération de Richelot, de Quénu, ou de Doyen. Mais lorsque le dôme vaginal est envahi, le plus souvent les paramètres, les lymphatiques satellites de l'artère utérine le sont aussi. Et nous rentrons ainsi dans l'hypothèse discutée plus haut. Pour être satisfaisante, l'hystéro-colpectomie réclamerait aussi une exérèse ligamentaire.

7° Les cancers du *corps* de l'utérus donnent lieu à des considérations en tout point semblables à celles que nous venons de passer en revue pour le col chaque fois qu'ils ont dépassé l'écorce utérine.

Voici maintenant où commencent les frontières des indications que nous allons voir s'éclaircir et se préciser à mesure que la lésion se montre plus minime et mieux limitée.

1. Cancer du *corps limité à l'organe*. — Leur phase d'opérabilité radicale serait, pour beaucoup de gynécologues, plus longue que les cancers du col, vu leur moindre précocité à diffuser hors de l'utérus. Il faut bien s'assurer qu'il n'existe pas dans le vagin un de ces petits noyaux satellites, une de ces greffes si caractéristiques que nous avons rencontrées déjà et sur lesquelles on a attiré l'attention depuis quelques années. Il est bien regrettable qu'à ses premiers débuts, le cancer du corps soit d'un diagnostic si impénétrable. Nous avons, à plusieurs reprises, fait l'examen histologique

de débris épithéliaux ramenés par un curettage pratiqué dans un but de diagnostic. Or, nous n'avons pu, en général, trouver par ce moyen la solution de ce difficile problème, ce qui tient aux désagrégations et aux perturbations profondes que la curette produit sur les éléments cellulaires.

2. Cancer du col avec *envahissement du corps* sans participation des tissus voisins. Il s'agit encore ici dans bien des cas d'une propagation larvée que la clinique est impuissante à nous faire connaître. Ce fut, il y a une dizaine d'années, un bien gros argument présenté par les hystérectomistes contre les partisans de l'amputation sus-vaginale du col.

3. Cancer du col à *forme térébrante ou cavitaire* ne dépassant pas l'insertion du vagin. Ce cas semble plutôt défavorable, indépendamment des difficultés opératoires résultant de la destruction du col. Richelot (1) a bien attiré notre attention sur cette éventualité. « Je n'ai pas toujours su, écrit-il, ce qu'on pouvait faire de ces cols à moitié détruits par l'ulcération, profondément excavés, amincis, encore un peu saillants et mobiles, avec des culs-de-sac peu profonds, mais paraissant avoir conservé leur souplesse. On peut les saisir doucement, les morceler s'ils se déchirent, les côtoyer sans blesser la vessie et venir à bout de l'hystérectomie totale ; mais dans presque tous les cas, la propagation est certaine, bien qu'un examen attentif des ligaments larges ne l'ait pas révélée. Je sais maintenant qu'avec de pareils cols, on peut avoir des surprises et que le plus souvent l'hystérectomie est impuissante ; mais encore fallait-il l'avoir observé. »

4. *Cancer du col à forme exubérante*, papillaire ou en chou-fleur, ne dépassant pas l'insertion vaginale. C'est le cas classique, celui que chacun s'accorde à considérer comme justiciable de l'hystérectomie vaginale.

---

(1) Richelot. — De l'hystérectomie vaginale, Paris, 1894, p. 9.

5. *Petit cancer limité du museau de tanche*, ou cancer au début. C'est bien ici que l'indication apparaît le plus nettement ; chacun regrette de ne rencontrer que trop rarement cette heureuse condition, et l'opéra-teur ne peut alors se défendre de fonder sur l'exérèse totale une légitime espérance. Eh bien ! ici encore il y a de cruelles déceptions. Nous avons lu maintes obser-vations de ce genre, en particulier dans le livre de Richelot, où toutes les circonstances se présentaient essentiellement favorables. La désespérante récidive est venue déjouer toutes les prévisions, alors que dans d'autres cas plus mauvais, ceux qu'on se décide avec peine à opérer, l'hystérectomie vaginale a donné des survies de plusieurs années. La règle n'en reste pas moins celle-ci : sont franchement opérables les cancers très nettement limités à l'utérus, avec mobilité parfaite de l'organe et intégrité manifeste des culs-de-sac vagi-naux.

Indication et choix de l'intervention. — L'exé-rèse radicale étant décidée, nous sommes en possession de quatre opérations : l'hystérectomie par voie sacrée ; l'amputation sus-vaginale élevée du col ; l'hystérecto-mie vaginale ; l'hystérectomie abdominale. Aujourd'hui la discussion se concentre entre deux méthodes seule-ment : la voie haute ou la voie basse.

1. *L'hystérectomie par voie sacrée* n'a plus guère de partisans. L'accord est presque unanime pour la considérer comme un traumatisme hors de proportion avec le bénéfice qu'on peut en tirer. La statistique de 7 morts sur 23 cas, dressée par Terrier et Hartmann, n'est pas de nature à encourager les opérateurs dans la voie tracée par Hochenegg, Gersuny, Hegar.

2. *L'amputation sus-vaginale élevée* a donné lieu, en France surtout, à de mémorables controverses, prin-cipalement en 1888. Patronnée par Verneuil, qui l'a op-posée à l'hystérectomie vaginale (cette opération meur-

trière, « cette grande opération »), la supra-vaginale a fait
son chemin parce qu'elle est née au moment où les désastres de la colpo-hystérectomie se succédaient coup sur
coup. Les temps sont changés et la question est aujour-
d'hui jugée. Les gynécologistes les plus éminents, Schatz,
Gusserow, Martin, Kaltenbach, Saenger, Fritsch, Chris-
tian, Fenger, Bouilly, Terrier, Quénu, Segond, Richelot,
Pozzi et d'autres encore s'accordent à préconiser l'ablation totale, parce qu'ils savent la faire et qu'elle leur
donne autant de sécurité, d'aucuns disent même plus
de facilité, que l'amputation élevée du col. Ce n'est pas
quelques rarissimes succès, comme celui d'une survie
de 18 ans après une amputation du col, signalée au
Congrès de 1898 par Pamard, qui modifieront l'appré-
ciation générale. Certes, l'opération économique trouvera encore des partisans, notamment chez les retar-
dataires, les timides et les inexpérimentés en matière
d'hystérectomie vaginale, mais sa cause est perdue à
tout jamais. Il nous semble dénué d'intérêt de rouvrir
une discussion close, de venir à nouveau l'embrouiller
de statistiques comparatives de la mortalité opératoire,
de statistiques parallèles de résultats thérapeutiques,
de rapprochements plus ou moins exacts avec les cancers du sein et de la langue, ou même de mettre en
évidence l'argument le dernier présenté pour la défense
de l'amputation partielle : la possibilité pour une can-
céreuse opérée par la méthode de Verneuil de pouvoir
devenir enceinte après l'opération ! Non, consentir à
agréer ou à prôner une opération parcimonieuse alors
qu'on peut faire, et qu'on doit savoir faire avec autant
de sécurité l'exérèse de tout l'organe, est une hérésie
pour le cancer utérin au même titre que pour tous les
autres.

3 et 4. *Hystérectomie abdominale totale ou vaginale.* Voilà sur quel terrain nouveau va s'engager le
débat. Etrange surprise, voici que l'opération de Freund,
universellement répudiée depuis tant d'années, va re-

naître de ses cendres ! C'est qu'à l'heure actuelle, nous commençons à savoir faire avec sécurité l'ablation totale par le ventre ; et qu'elle nous donne d'excellents résultats. Il y a ici une réciprocité singulière : c'est l'hystérectomie vaginale totale pour cancer qui nous a appris la première technique de l'hystérectomie pour fibromes, puis pour suppuration pelvienne ; et aujourd'hui, voici que par le ventre nous observons l'inverse : l'hystérectomie abdominale totale faite d'abord pour fibromes, puis pour suppuration pelvienne, nous ramène à l'abdominale totale pour cancer. Déjà en Allemagne, il y a des partisans de l'abdominale totale. Freund, qui n'a jamais renoncé complètement à son opération, l'exécute encore dans certains cas de cancer utérin. Mackenrodt fait une vagino-abdominale. Les Américains, Kelly, Mann, etc., laparotomistes par atavisme, qui n'ont jamais bien apprécié la voie vaginale ; Jacobs, en Belgique, enlèvent volontiers l'utérus cancéreux par en haut dans certains cas. En France, Terrier (Congrès français de 1896, 1897, 1898), Quénu, 1898, suivis de quelques autres, ont rapporté des opérations analogues. Pourquoi ce changement de front et cette conversion partielle ?

Quoique toute neuve, la question mérite déjà les honneurs de la discussion. Il n'est que trop évident que la voie vaginale, dans ses résultats éloignés, est bien décourageante, les récidives restant la règle. Il y a sans doute mieux à faire ; il faut chercher si la laparo-hystérectomie ne permet pas de réaliser une exérèse plus large ; ses résultats ne peuvent être plus mauvais que ceux de l'hystérectomie vaginale. Peuvent-ils être meilleurs ? Par le ventre, nous avons un accès plus facile sur l'obstacle principal, l'uretère qu'il est possible de découvrir, de suivre, de récliner comme une artère et même de transplanter pour s'en débarrassser. Par le ventre, nous voyons mieux ce que nous faisons, nous libérons et nous dissocions plus facilement les ligaments larges sur une plus grande étendue. Il se peut aussi que par en haut les ganglions soient plus abordables, ne devraient-ils nous servir qu'à reconnaître *de visu* que le cancer est inopérable. Que s'il s'agit d'un de ces très gros cancers du corps, il est sans doute plus simple de cueillir par en haut, sans traction et par le plus court chemin, cette volumineuse poire, sans l'entamer. Elle ne peut franchir que difficilement la filière pelvienne ; friable et septique, elle cède et se déchiquette par des tractions qui ont pour but de l'extraire par le vagin. Il y a des cancers utérins si *friables* que les tractions par en bas demeurent sans résultat pour l'extraction, et que pour cette seule raison il est préférable d'enlever sans traction par la voie haute.

Voilà sous quel angle doit être engagée la discussion. Aller plus loin quant à présent serait prématuré. N'oublions pas que notre premier devoir est de démontrer que la mortalité est au moins équivalente, et que la valeur curative est au moins égale par les deux voies. Or ce n'est pas une statistique récente comme celle de Kustner, accusant 18 cas d'opération de Freund, avec quatre morts, qui suffit à entraîner notre conviction et à faire accorder tout l'avantage à l'hystérectomie vaginale. Les résultats statistiques qu'on pourrait emprunter à Terrier, Quénu, Reynier, et à un mémoire tout récent et très intéressant de Picqué et Mauclaire (Société de Chirurgie, 1899), sont encore en nombre insuffisant.

Mais supposons que les deux méthodes soient égales au point de vue de la gravité et de la mortalité opératoire. Le fait est très admissible, car avec le maniement soigneux des compresses, avec la constante préoccupation d'éviter toute contamination, la chirurgie actuelle peut enlever un utérus septique et cancéreux avec autant de sécurité par en haut que par en bas. Toutes choses égales d'ailleurs, c'est la méthode qui donne le plus de *guérisons durables* qui doit incontestablement l'emporter. C'est là qu'est le seul criterium. Malheureusement quelques voix autorisées comme celle de Terrier sont déjà en mesure de nous apprendre que les résultats curatifs ne sont pas meilleurs par l'abdomen que par le vagin : c'est presque toujours la récidive.

Recherchons donc, en attendant les documents nombreux sur la valeur curative, s'il y a un enseignement à tirer de l'étude des conditions accessoires. Il est certain qu'en général, l'hystérectomie vaginale pour cancer est plus simple et plus facile ; elle évite les inconvénients d'une cicatrice abdominale et supprime un temps opératoire : la laparotomie. Elle met plus facilement à l'abri de l'infection péritonéale par les souillures. Elle est d'une exécution plus rapide, ce qui est à considérer lorsqu'il s'agit de sujets cachectiques comme le sont les cancéreux. Voilà les trois avantages qu'on peut faire valoir pour sa défense.

Par contre, l'opération abdominale présente un champ d'action beaucoup plus vaste sur l'uretère, sur le contrôle des ganglions, sur l'exérèse des pédicules lymphatiques annexés à l'utérus, sur l'ablation large des ligaments larges, qu'on peut compléter par une colpectomie. Or, ces considérations sont d'un grand poids. A elles seules, elles prévalent sur les trois avantages que nous venons de rassembler au dossier de l'hystérectomie vaginale. En matière de cancer la supériorité appartient à l'opération qui enlève le plus largement et qui donne l'accès le plus vaste. Telle est la raison sur laquelle aujourd'hui nous pouvons nous appuyer pour présumer qu'un certain avenir appartient probablement à l'hystérectomie abdominale, sans méconnaître que pour certains cas, comme ceux de cancers au début, très petits et très limités, l'hystérectomie vaginale ne peut perdre ses droits.

TECHNIQUE.

Selon que les chirurgiens pratiquent l'hémostase avant ou après l'extraction de l'utérus, ou des deux manières combinées, leur technique trouve place dans les quatre grandes classes qui suivent :

A. Hystérectomies vaginales à *hémostase exclusivement préventive* (associée au morcellement).

B. Hystérectomies vaginales à *hémostase partiellement préventive et partiellement consécutive* (c'est-à-dire à hémostase première des utérines, et consécutive pour l'utéro-ovarienne.

C. Hystérectomies vaginales à *hémostase exclusivement préventive d'un côté et exclusivement consécutive de l'autre.*

D. Hystérectomies vaginales à *hémostase exclusivement consécutive.*

A. *Les hystérectomies vaginales avec hémostase exclusivement préventive* associées au morcellement. (Extirpation tri ou multifragmentaire de l'utérus). C'est Cushing (1) qui le premier paraît avoir eu la pensée d'hémostasier préventivement les vaisseaux dans l'hystérectomie vaginale. Il avait inventé un instrument avec lequel il pratiquait, au début de l'opération, l'hémostase des artères utérines au-dessus des culs-de-sac vaginaux. Mais c'est Péan qui a le plus préconisé et vulgarisé cette manière de faire dont il n'a cessé de revendiquer la paternité, ainsi que celle du morcellement qui lui appartient en propre.

____

(1) Cushing. — *American Journal of Medical sc.*, avril 1882, et *the Medical Record*, mai 1883. L'instrument en question est décrit dans la thèse de Doche. Thèse Bordeaux, 1884.

I. *Procédé de Péan* (1). (Synonyme : dit aussi opération de Péan, ou même méthode de Péan.)

Attitude de la malade : décubitus latéral gauche. Le vagin est écarté par 4 valves. Le col utérin abaissé par des pinces de Museux. Ablation au cautère des tissus fongueux et des bourgeons cancéreux du col.

Premier temps : Incision circulaire du col. — A l'aide d'un bistouri à long manche, à lame étroite, le vagin est coupé circulairement à 1 centimètre ou 1 cm. 1/2 de l'orifice externe.

Deuxième temps : Décollement des tissus paramé·triques. — En avant le décollement est effectué à l'aide d'instruments mousses et avec les doigts ; et la vessie est séparée ; un cathéter placé dans le réservoir vésical sert de guide au doigt. Pendant le décollement des tissus utéro-rectaux, un doigt est introduit dans le rectum. Au fur et à mesure, les vaisseaux saignants sont saisis entre les mors de longues pinces hémostatiques qui sont laissées à demeure pendant l'opération. — Les culs-de-sac péritonéaux étant ouverts, il est alors facile de reconnaître l'état du péritoine pelvien, la présence d'adhérences, de brides péritonéales, l'état des ovaires : on ne doit pas craindre d'ouvrir les culs-de sac, principalement le postérieur. La dénudation doit être poussée loin sur les parties latérales pour atteindre la base des ligaments larges.

Troisième temps : Ablation du col par morcellement après hémostase préventive des artères utérines. — La base des ligaments larges est d'abord saisie avec des pinces à mors droits, lorsqu'on s'est assuré qu'elle est parfaitement dénudée. Pour cela une valve soulève la vessie, pour la préserver d'un pincement éventuel,

---

(1) Péan. — Technique reconstituée d'après Secheyron, p. 532. Traité de l'hystérectomie, Paris 1889, et Pichevin, p. 139.

et une autre protège le rectum. Les pinces longuettes au nombre de deux sont appliquées au ras du col. Il est bon d'apprécier avec les doigts l'épaisseur et la hauteur de la portion que l'on veut saisir. On peut arriver à pincer en même temps le ligament utéro-sacré. Section en dedans de ces pinces, ce qui libère le col. Parfois deux pinces superposées sont nécessaires de chaque côté. Ainsi libéré, le col est divisé en 2 valves, antérieure et postérieure par une section bilatérale de la commissure cervicale faite aux ciseaux. Puis chaque valve est excisée par deux nouveaux coups de ciseaux donnés transversalement au niveau de leur base. Mais avant la libération complète de chaque valve, une pince de Museux saisit le tissu utérin sus-jacent.

Quatrième temps : Ablation du corps par morcellement après hémostase préventive du reste du ligament large. — Le corps décapité est enlevé morceau par morceau, par une série de manœuvres consistant en : libération antérieure et postérieure du tissu utérin amarré et descendu par des pinces de Museux, hémostase préventive du ligament large, au niveau du bord vasculaire du segment qui va être excisé. Division de ce fragment en deux valves antérieure et postérieure comme pour le col. Excision isolée de chaque valve, après avoir pris soin de faire une prise sur la portion d'utérus sus-jacente. Et ainsi de suite par étapes successives jusqu'à disparition complète de l'utérus. En résumé hémostase préventive par un nombre de pinces variable, toutes placées de la base vers le sommet du ligament large, et ablation multi-fragmentaire du corps utérin. Chaque placement de pince doit être suivi de l'œil. « Cet emploi des pinces en nombre multiple, indéterminé, est le fondement, le principe même de l'hémostasie » (Secheyron, p. 530). Quant au morcellement, il est conduit suivant la règle générale établie par Péan : Pour chaque fragment, libérer les faces antérieure et postérieure, pincer préventivement, puis sectionner la zone correspondante du ligament large, diviser le fragment libéré en deux valves antérieure et postérieure, exciser ces deux valves.

Ciquième temps : Ablation des annexes. — Selon qu'il y a ou non des lésions, les annexes sont enlevées par section en dedans de pinces hémostatiques placées à cet effet, ou elles sont conservées.

Temps facultatif : Fermeture du fond du vagin. — Chaque pince hémostatique étant remplacée par une ligature, on peut obtenir la réunion par première intention. Péan faisait le rapprochement des surfaces saignantes du vagin et du péritoine, au moyen de quatre fils métalliques, servant à faire la suture profonde à anses séparées, et avec trois fils également mé·talliques servant à faire la suture superficielle. Ces points peuvent être appliqués facilement grâce à un chasse-fil. La suture comprend le péritoine, les débris des ligaments larges et le vagin (1). Le but de cette suture du fond du vagin est de rendre complète l'hémostase et d'éviter l'infection du péritoine par des détritus cancéreux. Si les ligatures paraissent difficiles à placer, les pinces sont laissées à demeure et l'hémos·tase, de préventive, devient définitive. L'observation a démontré à l'auteur que « le péritoine supporte très bien le contact des pinces hémostatiques et le contact de l'air lorsque l'écoulement des liquides de la plaie est facile et modifié par les pansements antiseptiques » (2).

Pansement. — Une bande de gaze iodoformée sera placée dans le vagin entre les pinces; un petit tampon d'ouate, de gaze phéniquée, iodoformée ou sublimée, est placé en avant de la vulve et maintenu par un bandage en T.

L'opération de Péan, dont la complexité est aujourd'hui

---

(1) Cette suture du vagin a été adoptée par Kaltenbach, Olshausen, Mikulicz, Tauffer, Von Teuffel, Schede et Hegar.
(2) Péan. — *Revue de clinique chirurgicale*, T. IV, p. 290.

bien frappante, n'offre guère que des inconvénients. La multiplicité d'encombrantes pinces hémostatiques remplissant le vagin, l'inutilité du morcellement et de l'hémostase préventive en sont les défauts cardinaux. En matière d'utérus cancéreux, le morcellement est une erreur, car si gros qu'il soit, un tel utérus peut toujours à l'aide d'artifices plus simples, passer en un ou deux fragments par le vagin sans qu'il soit besoin de le déchiqueter en miettes et comme à plaisir. Le morcellement est quelquefois une ressource de haute valeur en chirurgie quand, par un défilé rétréci, il s'agit d'extraire une masse d'un volume considérable, incompatible avec son dégagement en un seul bloc. Ici les conditions sont absolument opposées : vagin suffisamment large, utérus de volume normal ou très modérément augmenté.

Pour cancer, l'hystérectomie morcelante est encore passible de cette grave critique que le morcellement est fait dans des tissus friables, végétants, saignants et principalement *septiques*; or, dans ces conditions, le morcellement nous paraît une faute presque aussi grave que celle qui consiste, pour enlever un rectum cancéreux, à le morceler de propos délibéré comme l'a également recommandé Péan en 1897 (Congrès français de Chirurgie). Les opérations ainsi dirigées ne sont pas comparables, comme gravité, à celles qui ont le souci constant d'éviter tout contact septique. Toutefois Péan n'en a pas moins le très grand mérite d'avoir puissamment contribué à vulgariser l'hystérectomie vaginale à une époque où ses contemporains n'entreprenaient cette opération qu'avec terreur. Par le pincement préventif, il leur a appris une manière d'éviter l'hémorragie, manière qui ne vaut rien, il faut le dire, mais qui cependant était à cette époque encore plus facile et plus sûre que la ligature mal faite. L'hémostase préventive n'a pas davantage sa raison d'être pour la double raison qu'elle est destinée à permettre une manœuvre inutile, le morcellement, que d'autre part l'utérus est sectionnable sans hémostase préalable, dans certaines de ses parties (zones avasculaires). A côté de ces fautes capitales, il en est d'autres de second ordre que voici : le placement de pinces hémostatiques de bas en haut, a comme conséquence, pour les plus élevées, leur contact avec l'intestin, en pleine cavité péritonéale. Or ces pinces sont menaçantes, moins par leur présence que par les pédicules septiques qu'elles écrasent : d'où la nécessité d'abaisser les pinces loin du péritoine, dans le vagin, par le placement de haut en bas. Enfin, si l'auteur recommande de bien voir tout ce que l'on fait, ce sage précepte devient inapplicable lors du pincement des parties les plus élevées du ligament large, au milieu d'un faisceau de pinces préalablement placées et qui masquent presque totalement le champ opératoire.

II. *Procédé de Richelot* (deuxième et troisième manières) (1).

Les procédés décrits par Richelot pour les utérus peu ou pas adhérents, mobiles ou mobilisables (2ᵉ manière de Richelot), et pour les utérus complètement adhérents (3ᵉ manière de Richelot), trouvent leur place ici. On peut les synthétiser tous deux dans l'exposé qui suit :

Attitude de la malade : position de la taille.

Premier temps : Incision circulaire du col. — Elle est faite selon une incision circulaire à l'aide d'un bistouri à long manche. Si quelques vaisseaux saignent, notamment deux artérioles qui sont fréquemment en avant du col, on place sur eux des pinces hémostatiques.

Deuxième temps : Décollement des tissus paramétriques. — On procède comme d'ordinaire, avec le doigt en avant et en arrière, la vessie décollée est soulevée par un écarteur. Ici trouve place une manœuvre

___

(1) Richelot. — D'après la thèse de Malapert, Paris, 1893.

spéciale conseillée par Richelot, dès 1887, pour cancer. Elle consiste à reprendre en sous-œuvre l'incision vaginale, et à enlever, de parti pris, après la dissection du cul-de-sac antérieur, un lambeau de muqueuse vaginale, même saine en apparence, et aussi largement que possible. Le chirurgien a vu les récidives se faire en ce point, et il espère ainsi les prévenir. Terrier a objecté que la récidive survient plutôt dans le tissu paramétrique que dans la bordure vaginale. Toutefois la pratique de Richelot mérite considération. Aussi nous la voyons adoptée, avec une légère modification technique, par Doyen (1) en 1897. Paulick (2), a été plus loin en côtoyant le parametrium, après avoir placé des sondes dans les uretères pour permettre de les reconnaître et de les éviter.

Troisième temps : Ablation du col par morcellement après hémostase préventive des utérines. — C'est la même technique que Péan et Segond, sauf que la lèvre postérieure est excisée la première, et que l'antérieure est conservée plus longtemps.

Quatrième temps : Ablation du corps par morcellement après hémostase préventive du reste des ligaments larges. — Même technique que Péan, sauf que le morcellement y est plus atypique. C'est ainsi que chaque fragment libéré n'est pas sectionné lui-même en deux valves antérieure et postérieure, destinées à être excisées isolément. Chaque fragment est enlevé de suite, dès qu'il est libéré.

Cinquième temps : Ablation des annexes. — Lorsqu'il y a lésions annexielles, celle-ci sont excisées sous une pince longuette. Au cas où les annexes sont indemnes, on les laisse en place.

Pansement.

En résumé, le procédé, à part l'excision d'une colle-

---

(1) Doyen. — Technique chirurgicale, Paris, 1897.
(2) Paulick. — *Centralblatt f. Gynæcol.*, 1890, n° 1, p. 22.

rette vaginale qui appartient à Richelot, est très semblable à celui de Péan. Il y a cette double nuance au grand avantage de Richelot, que le morcellement y est déjà plus raréfié et que les pinces hémostatiques préventives y sont mises en moins grand nombre. C'est un Péan très simplifié qui deviendrait peut-être le procédé de choix si les utérus cancéreux réclamaient le morcellement. C'est là l'exception, car ces utérus sont le plus souvent mobiles et mobilisables, et point n'est besoin, vu leur médiocre volume, de les fragmenter pour leur faire franchir le vagin.

B. *Les hystérectomies vaginales à hémostase partiellement préventive et partiellement consécutive.* (Hémostase préventive des utérines et consécutive des utéro-ovariennes.)

La suppression partielle de l'hémostase préventive, réservée uniquement à l'utérus, réalise une simplification considérable, dont l'importance est telle qu'elle ouvre une classe nouvelle.

I. — *Procédé de Segond* (1).

Attitude de la malade : décubitus dorsal, position dorso-sacrée.

Premier temps : Incision circulaire du col. — Elle est faite comme d'ordinaire circulairement, mais en outre l'auteur y ajoute 2 incisions libératrices de dégagement, portant chacune sur le flanc du col, suivant exactement les bords latéraux de celui-ci, longues de 2 centimètres. Elles auraient pour avantage de donner un jour plus considérable en avant de l'utérus et une sécurité absolue au point de vue de l'uretère.

---

(1) Segond. — D'après la thèse de Baudron, Paris, 1894.

Deuxième temps : Décollement des tissus paramétriques comme d'ordinaire. — L'auteur ne trouve aucune utilité à repérer la vessie avec un cathéter pendant la dénudation de la face antérieure du col.

Troisième temps : Ablation du col par morcellement, après hémostase préventive des utérines. — Deux pinces longuettes sont placées sur la base des ligaments larges, puis le col libéré latéralement par deux sections en dedans de ces pinces. Division du col en deux valves antérieure et postérieure. Excision de la valve cervicale antérieure, puis excision de la valve cervicale postérieure, après avoir préalablement amarré le corps utérin par des pinces à abaissement. Quelquefois il est utile de poser une seconde longuette sur les parties latérales du col au-dessus des précédentes, et de sectionner en dedans avant de diviser le col en deux valves. En somme, l'opération est jusqu'ici identique à celle de Péan.

Quatrième temps : Ablation du corps, avec ou sans morcellement, sans hémostase préventive du reste des ligaments larges. — ·Le dégagement du corps par bascule en avant ou antéversion selon la manœuvre de Sauter, Czerny, Fritsch, Demons, est ici obtenu de deux manières applicables à volonté ou suivant les cas.

a) *Première manière : Évidement conoïde.* — On procède à la destruction de la paroi utérine antérieure, morceaux par morceaux, en se tenant de préférence vers la ligne médiane peu vasculaire. Le morcellement est réalisé par extirpation successive de tranches utérines de forme conoïde à base périphérique, creusées à l'aide d'un long bistouri (de préférence courbé sur le plat). Avant le détachement d'un cône, une prise est faite sur les tissus sus-jacents. Aucune pince hémostatique n'est mise sur la zone ligamentaire correspondante. Lorsqu'il est pourvu de son col et de sa paroi antérieure évidée « cône à cône », l'utérus se laisse facilement attirer vers la vulve, en basculant en avant.

b) Deuxième manière : L'hémisection antérieure.
— Dans le cas où l'antéversion parait facilement réalisable, M. Segond sectionne le corps utérin sur sa paroi antérieure, c'est-à-dire qu'il exécute le procédé de Doyen (bascule en avant avec hémisection médiane antérieure). Quelques prises sur les tranches de section amènent le dégagement cherché, en antéversion, sans hémostase préventive des zones ligamentaires correspondantes du corps.

Cinquième temps : Hémostase dernière de l'étage supérieur des ligaments larges et excision du corps utérin. — Les pinces hémostatiques sont placées de haut en bas, du bord supérieur vers la base du ligament large, et allant par leur bec à la rencontre du bec des pinces utérines placées de bas en haut. Deux coups de ciseaux en dedans des pinces font tomber le corps de l'utérus. Si les annexes sont malades, elles sont extirpées, les pinces hémostatiques dernières étant placées en dehors d'elles.

Pansement.

En résumé, l'opération de Segond, incontestablement dérivée de l'opération de Péan, réalise sur la première de notables progrès :

1° Le morcellement en est encore le principe fondamental. « Ce procédé n'est autre chose qu'un morcellement » (Baudron, p. 43), mais un morcellement bien réduit, puisque dans les cas d'abaissement très facile, l'utérus extirpé par ce procédé comprend seulement trois fragments : la valve cervicale antérieure, la valve cervicale postérieure, le corps hémisectionné à la Doyen : c'est une extirpation trifragmentaire.

2° L'hémostase préventive n'est plus faite que pour l'étage inférieur des ligaments larges; ce qui ne donne plus comme pinces encombrantes que deux ou trois pinces vaginales;

3° Le placement des pinces utéro-ovariennes de haut

en bas, selon la pratique de Doyen, est une excellente pratique puisqu'elle éloigne du péritoine les pédicules septiques ;

4° Quant à l'avantage des incisions libératrices, sa principale raison paraît être de garer l'uretère des pinces préventives de l'utérine ; toutefois ces pinces ne sont utiles que parce que le col est excisé. C'est-à-dire que si l'excision du col pouvait être supprimée (ce que nous croyons toujours possible), les pinces préventives de l'utérine le seraient du même coup. En somme, suppression de tout morcellement, non seulement du corps, mais du col ; suppression de l'hémostase préventive des utérines, telles seraient les deux modifications grâce auxquelles la simplification maxima se trouverait réalisée.

II. — *Procédé de Martin* (de Berlin).

Attitude de la malade : position dorso-sacrée.

Premier temps : Ouverture du cul-de-sac de Douglas et suture vagino-péritonéale. — Le col étant porté fortement en avant, le Douglas est incisé, l'index gauche est insinué dans cette boutonnière et avec une aiguille très courbe on place une série de plans de suture tout le long de l'incision vaginale, en comprenant toute l'épaisseur des tissus jusqu'au péritoine inclusivement. En procédant ainsi on obtient une hémostase parfaite de la tranche vaginale ; on empêche les décollements de se produire dans les manœuvres ultérieures, on ferme les interstices cellulaires. Il peut être utile de mettre deux plans superposés de suture.

Deuxième temps : Hémostase préventive des utérines ou de leur branche. — On change d'aiguille pour en prendre une plus longue, plus forte, et moins surbaissée (des aiguilles de Deschamps pointues sont ce qui convient le mieux). Avec elle on place, de chaque côté de la boutonnière, deux grands points de suture prenant en masse la partie postérieure des culs-de-sac latéraux du vagin et allant profondément saisir, à la base des ligaments larges, les branches inférieures de l'artère utérine, sinon le tronc même de ce vaisseau. Pour cette manœuvre il faut placer l'index dans un des angles de la boutonnière et fortement déprimer en avant la base du ligament large que l'on porte pour ainsi dire au devant du point de suture. L'aiguille entre à deux centimètres de distance de l'angle de la plaie, et dès que l'index sent sa pointe, on va à sa recherche avec le porte-aiguille; on l'attire et on la fait ressortir à un centimètre de son point d'entrée, de manière à étreindre à peu près un centimètre du cul-de-sac latéral du vagin. On doit se servir de soie très forte pour cette ligature et serrer beaucoup. On passe ensuite un ou deux points de suture de chaque côté, en avant du premier et plus près du col; de cette façon tous les vaisseaux se trouvent oblitérés du côté du vagin avant qu'on ait terminé les premiers temps opératoires. On n'a pas à redouter l'uretère qui est situé plus en avant, et qui du reste est très remonté, grâce à la forte traction exercée sur le col utérin par l'abaissement.

Troisième temps : Circoncision complète du col; décollement de la vessie. — Le col de l'utérus est maintenu porté en arrière, de façon à tendre le cul-de-sac antérieur. On complète l'incision autour du vagin; il faut avoir grand soin de se tenir en avant, aussi près que possible du col; on s'exposerait sans cela à blesser l'uretère. Le tranchant du bistouri doit, pour la même raison, être toujours plus ou moins obliquement dirigé vers le col. Dès que l'incision du vagin est terminée, on abandonne le bistouri, et c'est avec le doigt qu'on décolle la vessie : exceptionnellement on prendra les ciseaux. L'étendue et la résistance des adhérences est variable selon les sujets. Bientôt, un manque de résistance indique qu'on est arrivé aux limites des attaches de la vessie; on aperçoit le cul-de-sac péritonéal. Avant d'aller plus loin, suturer cette nouvelle boutonnière, ce qui arrête l'hémorragie très médiocre.

Quatrième temps : Renversement de l'utérus en arrière, ligature des ligaments larges. Dégagement de l'utérus par la manœuvre de Blundell-Martin. — A l'aide d'une pince de Museux, on saisit par le Douglas le fond de l'utérus qu'on fait basculer dans la plaie; la pince qui tenait le col est enlevée. Dès que l'utérus est renversé, le bord supérieur des ligaments larges devient inférieur. Ligature sans enchaînement du ligament large gauche ; section en dedans, ce qui libère l'utérus sur son bord gauche. Même manœuvre de ligature à droite par trois fils ; section en dedans, et l'utérus reste dans la main.

Cinquième temps : Traitement des annexes suivant les lésions. — Rétrécissement de la plaie vaginale par un point de suture à chaque commissure, mais le vagin n'est pas fermé. Drainage à l'aide d'un tube de caoutchouc en croix (Martin), ou d'un tube de verre (auteur anglais), ou d'un double tube en canon de fusil (quelques chirurgiens français).

Pansement. — Une mèche de gaze iodoformée est placée dans le Douglas.

Le procédé de A. Martin est très rapprochable de celui de Billroth, de Baumann, de Von Teuffel, de Schrœder, de Fritsch, de Duvellius, de Léopold, avec culbute de l'utérus en arrière, ou sans culbute en arrière (Billroth, Léopold, Olshausen, etc.). Aujourd'hui encore, presque tous les gynécologues allemands demeurent fidèles à la ligature, à l'exclusion des pinces, et l'appliquent plus ou moins exactement, comme A. Martin.

Jusqu'en 1896 n'avaient employé les pinces que Saenger, Landau, Czempin, Pflaumenstiel, Dœderlein. D'autres comme Baumann, Hofmeier, Kustner, Prodrownick, Von Rosthorn, Wehmer, se sont servis tantôt des pinces, tantôt des ligatures ; mais la grande majorité, Atsch, Bode, Czerny, Everke, Von Erlach, Gunther, Kotschau, Meinert, Hermann, Schauta,Thorn, Werth, à la suite de Léopold et de A. Martin, ne font que la ligature, et Zweifel, après avoir employé 44 fois les pinces, en est revenu aussi à la ligature (cités par Saenger : Congrès international de Genève 1896).

Nous pouvons donc prendre le procédé de A. Martin comme caractéristique de la pratique allemande. En France, nous devons à Pozzi d'avoir bien exposé ce procédé en 1888, et de l'avoir même adopté pendant quelques années.

Quoique vieilli, le procédé de A. Martin présente de grandes qualités : absence de morcellement (extirpation monofragmentaire de l'utérus). Réduction de l'hémostase préventive aux seules artères utérines et vaginales. Par contre, exécuté au pied de la lettre, il est un peu complexe ; tout le travail de suture, pénible et long au fond du vagin, est inutile, et peut se réduire à quelques ligatures accolant les ligaments larges ou fermant le fond du vagin. Ainsi simplifié, raccourci en durée par la suppression des sutures, il est un des meilleurs que nous ayons à notre disposition, et n'a que le tort de convenir à un nombre de cas fort restreint : ceux où le dégagement de l'utérus en rétroflexion est possible.

III. — *Procédé de Quénu* (1ʳᵉ manière) (1).

Le premier procédé de Quénu (1891) se résume ainsi :

Premier temps. — Incision circulaire du col comme de coutume, avec excision d'une large rondelle de vagin en cas de cancer.

Deuxième temps. — Libération du col en avant, en arrière, et un peu sur les côtés.

---

(1) Quénu. — *Bulletin de la Société de Chirurgie*, 1891.

Troisième temps. — Pincement préventif des utérines, auquel on substitue de suite un fil.

Quatrième temps. — Dégagement de l'utérus en
rectitude, suivant l'axe pelvien. L'abaissement dans
l'axe, en inversion, est obtenu grâce à la section médiane
qui permet les tractions sur les branches de section.

Cinquième temps. — Hémostase dernière de haut
en bas dés utéro-ovariennes comme Doyen, puis excision des annexes accompagnant chaque moitié d'utérus
correspondante.

Pansement. — (Voir plus loin.)

Cette technique est très bonne ; il y a pincement préventif des utérines, mais pas de pinces encombrantes,
puisque celles-ci sont enlevées de suite. Pas de morcellement, l'excision bi-fragmentaire, en effet, ne peut
être considérée comme telle. Le dégagement dans l'axe
est toujours possible et facile (en cas d'utérus cancéreux), grâce à la section médiane. Le placement des
pinces consécutives est bon puisqu'il se fait de haut en
bas et abaisse les moignons dans le vagin. Toutefois,
Quénu a modifié sa technique de telle sorte que,
comme Doyen (2e manière), il ne fait plus du tout d'hémostase préventive, ce qui lui a paru plus simple.

IV. — *Procédé de Tuffier* (1).

La technique de Tuffier peut se résumer ainsi :

Premier temps. — Incision circulaire du col.

Deuxième temps. — Libération du col en avant, en
arrière et sur les côtés.

Troisième temps. — Pincement préventif des utérines par l'angiotribe de Tuffier placé longitudinalement
et tout contre l'utérus. Pas de ligature ni de pinces de
sûreté.

---

(1) Tuffier. — *Revue de chirurgie abdominale et de gynécologie*, n° 4, 1898.

Quatrième temps. — Dégagement de l'utérus en rectitude incomplète, antéflexion légère par tractions sur la paroi antérieure sectionnée, comme Doyen.

Cinquième temps. — Hémostase dernière de l'utérus ovarien. Celle-ci est faite par une application de l'angiotribe de Tuffier. Aucune pince et aucune ligature.

Pansement.

V. — *Procédé de Doyen* (2e manière) (1).

Tout récemment Doyen vient de modifier son procédé d'hystérectomie vaginale très connu, pour revenir à l'hémostase préventive des utérines, mais avec cette particularité que cette hémostase préventive est : 1° réalisée par vasotripsie ; 2° assurée par une ligature. Ce procédé consiste dans l'exécution des temps suivants.

Premier temps. — Incision circulaire du col comme de coutume. Pour cancer, excision d'une rondelle de vagin.

Deuxième temps. — Libération du col en avant, en arrière et sur les côtés.

Troisième temps. — Pincement préventif des utérines par l'angiotribe de Doyen placé parallèlement à l'utérus au bas du tissu utérin lié par une pince ordinaire. L'artère et ses branches se trouvent alors détruites ; mais pour plus de sûreté une ligature est mise sur la région ligamentaire qui vient d'être écrasée et réduite à une mince lamelle celluleuse.

Quatrième temps. — Dégagement de l'utérus en rectitude incomplète (antéflexion légère). Les tractions sont en effet exercées sur la seule paroi antérieure de l'organe incisée sur la ligne médiane (hémisection médiane), ce qui n'infléchit plus que légèrement

(1) Doyen. — *Revue de chirurgie abdominale et de gynécologie*, n° 5, 1898.

l'organe utérin. Dans la première méthode de l'auteur, l'antéflexion, au cours du dégagement, était beaucoup plus marquée.

Cinquième temps : Hémostase dernière de l'utéro-ovarienne. — Celle-ci est faite par une application oblique de l'angiotribe de Doyen, suivie d'une ligature de sûreté. Excision de l'utérus et des annexes.

Pansement. — Fermeture du vagin s'il y a lieu.

En résumé, les cinq procédés de cette classe se répartissent en deux séries; la première diffère des autres par le morcellement (Segond). La seconde au contraire est composée de quatre procédés, très superposables dans leurs grandes lignes (Martin, Quénu, Tuffier, Doyen). Quénu a sur Martin la supériorité d'obtenir toujours facilement le dégagement de l'utérus parce qu'il le fait dans l'axe, en rectitude complète, grâce à la *bisection médiane*; au contraire l'extraction par rétroflexion de A. Martin, n'est pas toujours possible. Tuffier et Doyen se distinguent de Quénu en ce qu'ils pratiquent l'extraction de l'utérus grâce à *l'hémisection antérieure*, c'est-à-dire qu'ils obtiennent en tirant sur la paroi utérine antérieure sectionnée, un dégagement en légère antéflexion. Et cependant puisque tous deux, par la complète libération périphérique du col, paraissent rechercher l'extraction de l'utérus en rectitude, je leur conseille de s'adresser à la bisection médiane de Quénu, la seule qui donne une extraction en complète rectitude. Le point capital qui sépare Tuffier et Doyen de Quénu, est le mode d'hémostasie. Tuffier et Doyen, en effet, font l'hémostase avec l'angiotribe et non avec des fils seulement ou des pinces. Tuffier diffère de Doyen, par ce double fait que l'angiotribe de l'un n'est pas le même que celui de l'autre, parce que surtout, l'un ne laisse aucune pince ni ligature (Tuffier), l'autre laisse des ligatures de sûreté. L'avenir nous apprendra bientôt s'il y a vraiment intérêt à abandonner l'hémostasie à la mode ancienne des pinces ou ligatures, pour ces nouveaux procédés. Il nous apprendra aussi si le Tuffier est supérieur au Doyen. Mais jusqu'à nouvel ordre, c'est au Quénu qu'appartient la supériorité dans les procédés de cette classe.

C. *Les hystérectomies vaginales à hémostase exclusivement préventive d'un seul côté, et exclusivement consécutive de l'autre. (Pas de morcellement.)*

Cette classe n'est representée jusqu'ici que par un seul procédé. C'est l'ancien procédé français.La section prématurée d'un seul ligament large, qu'on ligature ou qu'on pince tout d'abord, a comme conséquence l'extraction de l'utérus en latéro-version. On termine par l'hémostasie, puis la section dernière du deuxième ligament large.

Ancien procédé français.

Premier temps : Incision circulaire du col.
Deuxième temps : Décollement du tissu paramétrique en avant et en arrière, jusqu'à l'ouverture des deux culs-de-sac vésico-vaginal et de Douglas.
Troisième temps : Hémostasie préventive du ligament latéral gauche, dégagement de l'utérus en latéro-version. — Une longue pince à ligament large est placée de la base vers le bord supérieur du ligament large gauche, tout contre l'utérus, le bec en haut dépassant le niveau de l'aileron supérieur. Cette pince est appliquée en se servant des doigts de la main gauche qui insinués contre le bord utérin préparent la voie aux longs mors des pinces. Une fois serrée cette première pince, on fait une section en dedans d'elle et l'utérus se laisse abaisser par la main gauche de l'opérateur, l'or-

gane n'étant plus retenu que par un second pédicule vasculaire.

Quatrième temps : Hémostase dernière du ligament large droit. Excision de l'utérus. — Placement d'une pince hémostatique de même longueur au ras du bord droit de l'utérus, sur le ligament large droit, et de la même manière qu'à gauche, manœuvre qui est beaucoup plus facile. Section en dedans de la pince, l'utérus reste dans la main gauche. C'est une extirpation monofragmentaire.

Cinquième temps. — Traitement des annexes : ablation ou non par section en dedans des pinces hémostatiques.

Pansement.

Ce procédé a été assez souvent mis en pratique, en France, après 1885, pour cancer utérin. Il a été considéré comme s'appliquant à tous les cas où le Récamier-Czerny, c'est-à-dire le dégagement en antéversion ou rétroversion, ne paraissait pas possible. Soit par nécessité, au cours d'un renversement impossible, soit de propos délibéré, on a été amené à extraire l'utérus en latéroversion. Remarquable par sa simplicité, son peu d'hémostase préventive, la suppression de tout morcellement, ce procédé, séduisant en apparence, est sans valeur. C'est d'ailleurs pourquoi il est totalement abandonné. 1° L'hémostase avec une seule pince de chaque côté, est imprudente ; il faut qu'une deuxième pince, parallèle, de sûreté, soit mise en prévoyance de rupture ou de dérapement ; 2° une seule pince à mors longs, ainsi placée, serre bien dans le voisinage de la base du ligament large, c'est-à-dire auprès de l'articulation de la pince. Mais il y a presque toujours une zone de mauvais pincement au bord supérieur du ligament large, au niveau du bec de l'instrument ; 3° le bec de la pince, en contact avec l'intestin, laisse les pédicules septiques haut situés en pleine cavité péritonéale. Au total, aucune garantie au point de vue de l'hémorra-

gie, aucune garantie au point de vue de l'infection de
la grande séreuse. L'on a remédié en partie à l'un de
ces défauts, en étageant trois pinces longuettes courtes
superposées de bas en haut, de chaque côté, au lieu
d'une seule longue pince. De ce fait, l'hémostase est
bien assurée, mais la menace du péritoine par les pédicules septiques élevés, demeure la même et suffit à
condamner le procédé. Aujourd'hui il ne trouverait
plus son application que dans des cas exceptionnels,
nécessitant la section prématurée d'un ligament large ;
encore serait-il bon de refaire ensuite un pincement
consécutif de haut en bas sur les 2 ligaments larges,
pour le rendre acceptable.

D. *Les hystérectomies vaginales à hémostase exclu-sivement consécutive.* (Extirpation mono ou bi-fragmentaire de l'utérus, sans morcellement.)

I. *Procédé Récamier-Czerny.*

L'utérus est abaissé soit par un crochet à développe-
ment, ou un endoceps (Coudereau), ou une tige à ren-
flement (Récamier), un utéro-forceps (Colombat, 1828),
une pince à érigne divergente (Chassaignac) ; mais
mieux avec la pince, non pas celle de Coudereau, mais
la pince de Museux simple ou modifiée par Bernays (de
Louvain), par Brenneke (1), par Demons (1882). On
s'aidera avantageusement de la pression médiate du
fond de l'utérus par l'abdomen (2). De même l'on peut

---

(1) Brenneke préconise un instrument qu'on introduit désarmé
dans le col, puis dont on fait saillir les griffes qui s'implantent
dans le tissu utérin par la face interne du col.

(2) Hofmeier pratique dans le même but ces pressions sur
l'utérus par le rectum ; manœuvre inutile et qui compromet singulièrement l'asepsie du doigt de l'opérateur ou de son aide.

se débarrasser de toute pince, si le col est dur, en les remplaçant par un ou deux gros fils de soie passés en travers (Demòns, 1883).

Comme manœuvre préliminaire, il est utile de curetter ou d'abraser le champignon cancéreux. On a conseillé depuis de l'enlever au thermocautère, ce qui stérilise quelque peu ces tissus essentiellement septiques ; et le curettage de la cavité utérine dans les cas de cancer du corps.

Premier temps : Incision circulaire du col. — Elle est faite à 1 centimètre environ de l'orifice externe, selon un cercle complet, soit au bistouri, soit aux ciseaux (Dupuytren). Pour ce chirurgien, les ciseaux ont l'avantage d'écraser un peu les tissus et de provoquer par suite une moindre hémorragie. Certains opérateurs se servent encore aujourd'hui des ciseaux dans le même but, par exemple Doyen. La section au thermocautère du vagin sur le col paraît de date récente. Saenger, et plus tard Jacobs l'ont mise en usage. Comme modification récente, Pichevin recommande non pas l'incision circulaire sur le col, mais l'incision oblique ou elliptique, au point le plus élevé en arrière. L'on obtiendrait ainsi un orifice vaginal plus grand, ce qui faciliterait la bascule de l'utérus par ce trou.

Deuxième temps : Libération du col. — En avant, la vessie est séparée, ainsi que les uretères, par un décollement digital ou instrumental (spatule, ciseaux mousses) rasant le tissu utérin. En arrière on arrive de suite dans le Douglas ; en avant il faut inciser ou perforer du doigt le cul-de-sac péritonéal antérieur, y introduire une valve qui relève la vessie ; latéralement on se contente d'un décollement rapide incomplet.

Troisième temps : Dégagement de l'utérus. — Il s'exécute, suivant la difficulté, de deux manières :

α) *Dégagement de l'utérus par antéflexion ou antéversion, bascule en avant,* ou manœuvre de Sauter, Czerny, Fritsch, Demons. — Le fond de l'utérus est accroché soit avec les doigts, soit avec un instrument, une pince érigne dirigée le long des doigts, puis le fond de l'organe apparaît avec l'étage supérieur des ligaments larges qui subissent une torsion de près d'un demi-cercle.

β) *Dégagement de l'utérus par rétroflexion ou rétroversion. Bascule en arrière*, ou manœuvre de Blundell-Martin-Schrœder. — On accrochait autrefois le fond de l'utérus avec une pince spéciale (Bernays) ou un mandrin introduit dans la cavité utérine (Martin) ou encore une sonde d'homme introduite jusqu'au fond de l'utérus (Franger). Plus tard on s'est servi plus simplement des doigts introduits en crochet dans le Douglas, ou de pinces à traction placées sur la paroi postérieure de l'organe. Avec le fond de la matrice renversée, on voit apparaître l'étage supérieur des ligaments larges tordus ou tournés d'un demi-cercle, bas en haut.

Quatrième temps : Hémostase dernière et définitive. Extirpation monofragmentaire de l'utérus. — L'hémostase est faite par des ligatures, avec des fils entrecroisés placés de haut en bas, c'est-à-dire du bord supérieur vers la base du ligament large. Il faut trois fils pour chaque côté ; le supérieur étreint l'étage supérieur ; le moyen l'étage moyen ; l'inférieur l'étage inférieur ; tous trois doivent être fortement serrés afin d'éviter leur glissement. L'aiguille de Cooper est indispensable pour passer ces fils. La soie forte est le plus souvent employée ; mais on a aussi recommandé le catgut (Demons), la ligature classique (Olshausen) ou même le fil de fer. On commence par hémostasier un seul des ligaments larges, le gauche par exemple ; puis l'on sectionne en dedans de la rangée de fils, à distance de ces fils pour empêcher le glissement de la ligature, au ras du tissu utérin, avec le bistouri ou les ciseaux, sans qu'il soit nécessaire d'avoir recours à l'anse galvano-caustique ou au thermocautère, comme Bottini et Anderson l'ont recommandé. L'utérus étant ainsi libéré par son col et l'un de ses bords, ne tient plus que par son seul pédicule vasculaire droit ; ce qui facilite singulièrement le placement des fils hémostatiques du côté droit. L'opérateur, pour cette manœuvre, peut en effet prendre l'organe utérin dans la main gauche, pendant que la droite, armée de l'aiguille de Cooper enfilée, place commodément les trois fils de droite. Ceux-ci une fois serrés, une section en dedans des fils termine l'opération en un instant, et l'utérus en un seul fragment reste dans la main gauche du chirurgien.

Cinquième temps. — Si les annexes sont malades, elles sont excisées au-dessous d'un fil ; au contraire on les laisse en place lorsqu'elles le méritent. Ils ne reste qu'à parfaire l'hémostase de la tranche utérine. L'on peut, soit fermer l'orifice vaginal par quelques points de suture, soit le laisser ouvert.

Pansement.

Tel est le procédé qui a été employé par tous les chirurgiens français et étrangers lors de la renaissance de l'hystérectomie. Chez nous, il n'est guère d'utérus cancéreux qui n'ait été extirpé par ce procédé en 1884, 1885, 1886, jusqu'à l'avènement de l'hémostase par pinces à demeure de Richelot.

Deux graves défauts l'ont fait abandonner : 1° La pose des fils du premier ligament large est pénible, non pas pour la zone utérine qui est facilement accessible, mais pour la zone utéro-ovarienne, car le bord ligamentaire supérieur ne descend pas toujours suffisamment. Mal faite, cette ligature est très dangereuse ; elle a donné plusieurs cas de mort par hémorragie (Terrier, Richelot, etc.). 2° Le procédé est inapplicable toutes les fois que l'utérus un peu gros ou adhérent refuse de se plier ou de basculer soit en avant, soit en arrière. Trélat, Gillette ont insisté sur la difficulté de cette manœuvre. Devant cette impossibilité, les chirurgiens se sont trouvés dans la nécessité de terminer l'opération comme ils le pouvaient.

II. *Procédé Richelot* (première manière pour utérus mobile) (1).

Premier temps : Incision du col. — Pendant que deux pinces de Museux, placées sur les lèvres du col, sont maintenues dans la main gauche et abaissent l'utérus, la main droite trace la section circulaire au bistouri du vagin, près de l'orifice externe du col.

Deuxième temps : Libération du col. — Avec le doigt, on désinsère le tissu paramétrique en avant et en arrière ; en avant jusqu'au cul-de-sac péritonéal antérieur qui doit être ouvert largement. Comme manœuvre spéciale au cancer, Richelot a recommandé en 1887 l'excision d'une rondelle de vagin en tissu sain, comme donnant plus de garantie au point de vue de la récidive. Ce à quoi on a répondu que la récidive se fait dans le paramètre. Cependant la règle qui veut qu'on coupe toujours loin du tissu cancéreux légitime parfaitement cette pratique, qui a été reproduite depuis par Doyen.

Troisième temps : Dégagement de l'utérus par rétroversion et bascule en arrière (selon la manœuvre de Blundell-Martin-Schrœder). — La bascule se fait avec le doigt, ou un crochet, ou une pince érigne. Avec le fond de l'utérus apparaît en bas le bord supérieur des ligaments larges. L'utérus se plie en deux ; les souillures du museau de tanche ne vont pas toucher le péritoine. Le dégagement en rétroflexion, adopté par Richelot, a été généralisé par lui pour tous les utérus mobiles.

Quatrième temps : Hémostase dernière et définitive. Extirpation monofragmentaire de l'utérus. — On place une première pince de haut en bas, c'est-à-

---

(1) Richelot. — D'après Malapert, thèse de Paris 1893, p. 46, et Doyen, Richelot. De l'hystérectomie vaginale, Paris 1894.

dire de la base du ligament large devenue supérieure, vers son bord supérieur devenu inférieur, en commençant à gauche. Cette pince, longue de 6 centimètres, comprend toute la hauteur du ligament, puisqu'on voit ressortir les extrémités des mors dans l'incision du cul-de-sac postérieur du vagin. Section en dedans de la pince. L'utérus ne tient plus que par son pédicule vasculaire droit. Placement d'une deuxième pince, de la même façon sur le ligament large droit, ce qui est beaucoup plus facile. Section en dedans et l'utérus reste dans la main gauche en un seul fragment.

Cinquième temps. — Ablation des annexes s'il y a lésion. Hémostase complémentaire par une plusieurs pinces hémostatiques. Avec ces mêmes pinces, l'auteur rapproche le péritoine et la muqueuse vaginale, réalisant ainsi un « ourlet péritonéal . »

Pansement. — Tampons d'ouate iodoformée : veiller à isoler par ces tampons les pinces des parois vaginales; leur compression pourrait amener de petites escarres superficielles.

En résumé : le procédé de Richelot est assez rapprochable dans ses grandes lignes du procédé Récamier-Czerny, mais il en diffère par ce fait fondamental que la substitution systématique de pinces à demeure aux ligatures rend l'exécution de l'opération incomparablement plus facile. On peut remarquer que le placement des pinces de haut en bas est une très bonne pratique; que les pinces sont soigneusement appliquées au bon endroit après que les doigts ont préparé leur place. Comme il n'y a ici aucune hémostase préventive, ni aucun morcellement (extirpation monofragmentaire), le procédé de Richelot est à l'abri de tout reproche. Nous n'y ajouterions qu'une deuxième pince de sûreté de chaque côté, parallèle à la première, en vue de la rupture ou du dérapement possible d'une de ces pinces. Le seul regret qu'il est permis d'exprimer, c'est que le procédé devient inapplicable chaque fois que l'utérus,

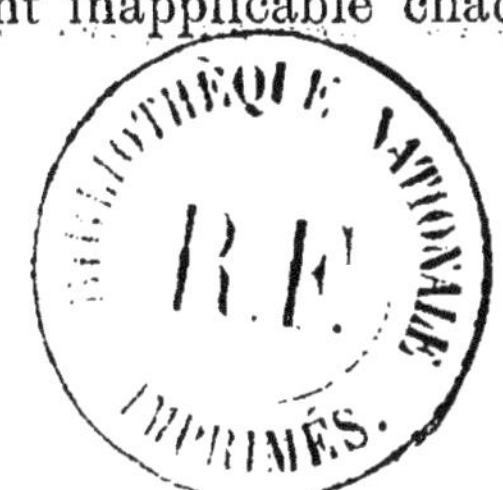

un peu gros ou adhérent, refuse de se plier en deux, et de basculer en arrière. Or, ces cas sont nombreux.

III. *Procédé de Doyen* (1) (Première manière).

Attitude de la malade : non pas dans la position de la taille, mais les jambes en extension formant avec le tronc un angle obtus déterminé. L'auteur attache une importance à cette attitude qui faciliterait les tractions dans l'axe du canal pelvien.

Premier temps : Incision circulaire du vagin. — Elle est faite aux ciseaux, comme Dupuytren autrefois, et Jacobs plus récemment l'ont recommandé, non sur le col, comme d'ordinaire, mais assez bas sur le vagin dans le but d'enlever une rondelle de ce conduit. Le doigt insinué circulairement au devant des ciseaux, prépare, par décollement transversal, la voie à l'instrument (ciseaux). C'est donc l'incision de prévoyance de Richelot, mais faite, sans reprise, dès le premier temps de l'opération.

Deuxième temps : Décollement des tissus paramétriques, comme de coutume, par voie de décollement avec le doigt. — Lorsqu'on ne rencontre pas le cul-de-sac vésico-utérin, on ne s'attarde pas à l'ouvrir dès maintenant ; il sera incisé au cours des manœuvres ultérieures, sans s'attarder à inciser dès maintenant le cul-de-sac vésico-utérin ; s'il n'est pas ouvert maintenant, il le sera ultérieurement.

Troisième temps : Hémisection antérieure et dégagement de l'utérus en antéflexion. — La seule paroi antérieure est incisée sur la ligne médiane (hémisection de Doyen), avec des ciseaux un peu forts ; et l'on procède progressivement au dégagement du corps de l'utérus, par l'application de pinces à abaissement plantées sur la tranche de section et qui infléchissent

---

(1) Doyen. — Technique chirurgicale, Paris, 1897.

l'organe en antéflexion. Ces mêmes pinces, par leur traction, obturent, s'il y a lieu, les vaisseaux donnant du sang sur la surface sectionnée. Les deux pinces à traction mises au début sur le col sont repérées à l'aide d'une épingle de nourrice et laissées en place ; au contraire, les deux suivantes sont progressivement et symétriquement échelonnées de plus en plus haut sur la tranche cruentée, au fur et à mesure que l'incision médiane est complétée. Finalement elles attirent en infléchissant le fond de l'organe, suivi des ligaments larges qui bascule en avant. C'est la manœuvre de dégagement en antéflexion de Sauter, Czerny, Fritsch, Demons, modifiée et facilitée par une fissure médiane. Pendant tout ce temps, une valve utérine récline et soulève la vessie, le cul-de-sac vésico-utérin se trouve ouvert en dernier.

Quatrième temps : Hémostase dernière. Excision monofragmentaire fissurée de l'utérus. — Grâce aux doigts insinués en avant et en arrière des pédicules ligamentaires qu'ils étreignent, des pinces hémostatiques longues, du premier modèle (élastique cintrées de Doyen), soit du second modèle plus fort de l'auteur, sont placées de haut en bas sur le ligament large demi-tordu, c'est-à-dire du bord supérieur vers la base du ligament ; avec le soin de ne pincer que ce qu'il faut et de faire dépasser au bec le niveau de la base ligamentaire. De chaque côté, une deuxième pince de sûreté double la première (1). En tout quatre pinces. La section au ras des pinces, détache un utérus plié en deux, monofragmenté, mais fissuré sur la ligne médiane antérieure.

Cinquième temps : Ablation des annexes. — Ce

---

(1) D'après des expériences cadavériques de Pichevin, on peut juxtaposer jusqu'à 3 pinces fortes de Doyen, sans blesser l'uretère, lorsque le lambeau vésical antérieur est bien relevé, l'utérus étant à la vulve. Cependant la quatrième pince, la plus externe, menaçait l'uretère.

temps n'est qu'une modification du précédent ; il consiste à placer les pinces en dehors de l'ovaire, si on
veut les enlever, au ras de l'utérus dans le cas contraire.
Toutes les pinces restent abaissées dans le vagin même
lorsque le ligament large tordu s'est légèrement déplié.

Pansement.

Le procédé Doyen est digne d'une très grande considération. En outre des avantages communs à tous
les procédés qui ne font ni hémostase préventive, ni
morcellement ; il réalise, comme Richelot (première
manière), un placement de pinces de haut en bas, irré-
prochable, puisque les pédicules septiques sont abaissés dans le vagin. Les pinces sont réduites à quatre
seulement, le dégagement en antéflexion selon la pratique
de Sauter, Czerny, Fritsch, Demons, s'y trouve singulièrement facilité par l'hémisection médiane. La suppression de toute manœuvre inutile fait que l'opération
ne demande que quelques minutes d'exécution. Voilà
ce qui constitue sa valeur.

Pour les petits utérus cancéreux, et pour tous ceux
qui ne refusent pas de se plier en deux, c'est évidemment l'une des techniques les plus recommandables.

IV. *Procédé de Quénu* (Deuxième manière).

Attitude de la malade : position de la taille.

Premier temps : Incision circulaire du col. — Après
curettage ou excision des bourgeons et végétations cancéreuses et désinfection dans la mesure du possible,
le col ou ce qui en reste est abaissé par deux pinces de
Museux distinguées par une épingle anglaise mise dans
l'un des anneaux. Ces pinces sont placées aux deux
commissures latérales, puis une incision est faite circulairement au bistouri, à distance de l'orifice externe du
col afin de toujours tailler loin du mal, en tissu sain.

Deuxième temps : Décollement des tissus para-

métriques. — Les doigts ou les ciseaux servent à ce décollement qui rase le col. Pendant la séparation de la vessie, une sonde est mise autant de fois qu'il le faut dans le réservoir vésical, enfin de servir de point de repère. Le cul-de-sac péritonéal est incisé, s'il se présente, mais on ne s'en préoccupe pas s'il n'est pas accessible maintenant. Dès que la vessie est libérée complètement, elle est réclinée et soulevée par une valve qui éloigne, avec la vessie, les uretères qui s'y rendent. Latéralement les tissus sont bien séparés par divulsion à l'aide des deux index introduits en crochet.

Troisième temps : Hystérotomie médiane totale et dégagement de l'utérus en deux valves par endoversion ou manœuvre de Quénu. — La totalité de l'utérus à partir du corps jusqu'au fond de l'organe, est progressivement sectionnée de bas en haut, avec des ciseaux forts sur la ligne médiane, zone avasculaire. Des pinces à traction, au nombre de deux à trois sont alternativement plantées sur les lèvres droite et gauche, abaissant progressivement l'utérus qui descend en endoversion à mesure qu'il s'ouvre en deux valves latérales. L'abaissement se fait facilement grâce à cette section médiane, et lorsqu'on arrive au dôme utérin, l'organe séparé en deux moitiés, se dégage dans l'axe, sans anté ni rétroversion, sans anté ni rétroflexion, mais en endoversion. Les pinces à abaissement se chargent d'hémostasier la tranche saignante au cas où elle saignerait, ce qui est exceptionnel.

Quatrième temps : Hémostase-dernière. Excision bi-fragmentaire de l'utérus. — La section médiane totale, qui a été précieuse pour l'abaissement au temps précédent, ne l'est pas moins pour le placement des pinces hémostatiques, car chaque pédicule latéral utéroligamentaire, bien individualisé, peut être pris isolément dans la main pendant le placement des pinces. Celles-ci sont mises de haut en bas, du bord supérieur vers la base de chaque ligament large, et insinuées le long des doigts disposés en fourche pour préparer le placement des mors en bon endroit. Deux pinces, l'une doublant l'autre, suffisent de chaque côté. Dans le cas spécial d'utérus cancéreux qui seul nous occupe, les pinces sont toujours placées loin du bord utérin et du col, c'est-à-dire à distance maxima de toute région suspecte. Lorsque ce temps est terminé, l'excision en dedans des pinces abandonne dans la main de l'opérateur un utérus bifragmenté.

Cinquième temps : Ablation des annexes. — Ce temps est synchrone du précédent. S'il y a intérêt à enlever les annexes, il suffit de placer les pinces hémostatiques, non pas au voisinage de l'utérus, mais en dehors de l'ovaire, et d'exciser en dedans de ces pinces. On termine par une revision des pédicules et de la tranche vaginale avec hémostasie complémentaire, s'il est besoin.

Pansement. — Des tampons axiaux séparent l'un de l'autre les deux pédicules ligamentaires qui restent vaginaux. D'autres tampons pariétaux séparent chaque pédicule de la paroi vaginale voisine.

Ce procédé aurait un inconvénient selon Doyen (1) : « La division de l'utérus en deux moitiés symétriques, expose notamment à la réduction momentanée dans le péritoine, au cours de l'hémostase définitive du premier ligament large, d'une moitié de l'utérus ulcéré ou *cancéreux*, c'est-à-dire à l'infection de la séreuse. » Cette objection est purement théorique, et des faits aujourd'hui très nombreux démontrent que pareille complication ne s'est jamais produite. En vérité, on ne conçoit guère cette réduction alors que chaque moitié de l'utérus est sortie hors de la vulve. Pendant que le chirurgien travaille à l'hémostase de la première moitié utéro-ligamentaire, l'aide a pour mission de

---

(1) Doyen. — Tirage à part des *Archives provinciales de Chirurgie*, 1893, p. 107.

maintenir la deuxième moitié. C'est supposer celui-ci bien maladroit ou bien mal intentionné, que d'admettre qu'il refoulera jusque dans le ventre le pédicule dont il est momentanément le gardien. La crainte de Doyen est chimérique et son objection sans fondement.

Le procédé Quénu possède sans exception tous les avantages des hystérectomies sans hémostase préventive et sans morcellement. De plus, il partage avec le Richelot (première manière) et le Doyen (première manière) le mérite d'une hémostase de haut en bas, avec abaissement des pédicules septiques dans le vagin. Comme le Richelot (première manière) et comme le Doyen (première manière), il réalise l'incision de prévoyance du vagin, loin du col et loin du mal, et la colpectomie du fond du vagin. Comme le Doyen, il a la simplification de l'hémostase et sa réduction à quatre pinces, il a la suppression de toute manœuvre inutile. Mais il a plus : sur les autres, en particulier sur le Doyen, il a 1° la supériorité d'un abaissement en rectitude, suivant l'axe du pelvis (dégagement en endoversion). Ce dégagement est, en effet, toujours facile et toujours possible, tandis que la rétro ou l'antéflexion peuvent être difficiles; — 2° la supériorité d'un abaissement plus efficace par tractions, exercées, non pas sur l'une seulement des parois (hémisection), mais sur les deux parois simultanément (bisection);—3° la supériorité d'une pédiculisation utéro-annexielle plus aisée et par suite d'un placement de pinces hémostatiques beaucoup plus facile.

IV ^{bis}. *Procédé de Doyen ou de Quénu modifié par une manœuvre de J.-L. Faure* (1).

L'hystérectomie est presque terminée, elle a été faite par le procédé de Doyen et celui de Quénu, l'utérus sectionné ou hémisectionné sur la ligne médiane est sorti hors de la vulve. Ici commence la modification de Faure, portant sur le 4ᵉ *temps*, ou d'hémostase dernière.

Quatrième temps : Hémostase dernière et excision sexfragmentaire de l'utérus.—Commencer par transformer l'hémisection médiane antérieure en section complète, si cela n'a été fait, par un coup de ciseaux sur la paroi postérieure du fond de l'utérus, dirigé dans la direction du col, mais n'entamant que le tiers supérieur de cette paroi.

1° Les cornes utérines se trouvent libérées, l'une d'elles, la plus accessible, la gauche par exemple est saisie solidement avec une pince, on la sectionne *transversalement*, perpendiculairement à l'axe de l'utérus, au-dessus de pinces médianes mises comme repère. Cette section transversale dépasse latéralement les limites de l'utérus et empiète de 2, 3, 4 centimètres au besoin, suivant la laxité, sur le ligament large. On a ainsi dans la main un morceau d'utérus (tiers supérieur de la moitié gauche) avec l'ovaire et la trompe et la partie correspondante du ligament large. Sur ce pédicule mince, on peut facilement placer une pince, ou

---

(1) J.-L. Faure. — *Presse médicale*, 24 octobre 1897. Cette manœuvre est présentée par l'auteur comme un *procédé*. Mais il dit lui-même qu'il commence par faire l'hystérectomie suivant le *procédé* de Doyen ou de Quénu, c'est-à-dire qu'en réalité, il fait le procédé de Quénu ou Doyen. La technique de Faure n'est pas un procédé d'hystérectomie, puisque l'extirpation de l'utérus lui-même est déjà presque terminée au moment où l'auteur entre en scène. C'est en réalité une *manœuvre*, ne concernant qu'*un seul des temps*, le temps final (quatrième temps) des procédés Doyen ou Quénu.

mieux une ligature, en dehors de l'insertion ovarienne, et par une section en dedans du fil, on enlève en même temps la corne utérine, l'ovaire, la trompe, et le tiers supérieur du ligament large.

2° Même manœuvre de morcellement pour la corne utérine droite.

3° Même manœuvre, en prolongeant la suture médiane postérieure, sur l'étage moyen utéro-ligamentaire gauche ; qu'on libère en bas par une incision transversale gauche, puis qu'on incise sur une ligature.

4° Même manœuvre sur l'étage moyen utéro-ligamentaire droit.

5° Excision d'un cinquième fragment utéro-ligamentaire inférieur gauche ou moitié gauche du col au-dessous d'une ligature qui étreint l'utérine gauche.

6° Excision du dernier fragment restant, utéro-ligamentaire droit, ou moitié droite du col au-dessous d'une ligature qui étreint l'utérine droite.

Ce *modus faciendi* est un retour vers la complexité; aucun avantage n'est moins soutenable. En général les procédés qui rejettent toute hémostase préventive, ont comme objectif la suppression du morcellement, et leur grand mérite est de simplifier le manuel opératoire. Ici, nous sommes arrivés au quatrième temps de l'opération, et l'on a pu éviter avantageusement et l'hémostase préalable et le morcellement. Et voici qu'au moment de terminer, le morcellement reparaît sous la forme géométrique de 6 fragments. Ce morcellement, a pour but de faciliter la pose de six ligatures, qu'il n'y a aucune difficulté à placer tout aussi bien sans cette manœuvre, puisque l'utérus est déjà hors de la vulve. — Que peut-on penser d'un morcellement qui n'a même plus pour objectif la réduction d'une masse destinée à franchir un défilé rétréci (seule raison d'être du morcellement en chirurgie), mais qui a pour but de placer commodément les fils ? — Morcellement à l'aide de *sections transversales* dans l'utérus, croisant transver-

salement le hile vasculaire, non hémostasié préventivement; alors que ceux qui ne font pas d'hémostase
préventive s'accordent à donner pour règle de ne jamais s'égarer dans les zones vasculaires, de rester dans
la zone médiane parce qu'elle est avasculaire! Morcellement inutile puisqu'il fait son apparition alors que
l'opération est déjà finie; que quelques minutes suffisent pour placer des pinces en bon endroit, puis exciser
l'utérus en deux fragments seulement, avec faculté de
remplacer les pinces immédiatement par des ligatures,
si on tient aux ligatures.

En résumé, il est à présumer que cette manœuvre,
basée sur une unique observation lors de la publication,
ne pourra guère rester qu'une simple manœuvre d'auteur. Encore ne serait-elle, ainsi que l'auteur le reconnaît lui-même, applicable qu'à un nombre restreint de
cas, à ceux ou l'utérus s'abaisse facilement et peut être
presque complètement attiré hors de la vulve, soit par
le procédé de Quénu, soit par celui de Doyen (1). Ce com-
plément n'a le droit de prétendre à aucun avenir.

De cette étude détaillée de technique, il ressort que,
pour cancer de l'utérus, les procédés de la première
classe, caractérisés par l'hémostase préventive et le
morcellement, sont de tous les moins bons. Non seulement la technique y est compliquée sans profit, mais
elle peut être dangereuse (morcellement et déchiquettement d'utérus friables, végétants, saignants et très
septiques). Leur complexité non justifiée les désigne
comme inférieurs, et c'est comme procédés d'exception qu'il sont appelés à figurer par la suite. Les procédés de la 3e classe (ancien procédé français, ou dégagement en latéroflexion) ne sont aussi que des procédés
d'exception (2).

---

(1) Doyen. — Technique chirurgicale. Paris, 1897.
(2) La bisection médiane totale et l'hémisection médiane antérieure ne réalisent ni l'une ni l'autre un morcellement, puisque

Restent deux grandes classes : la 3ᵉ, qui garde l'hémostase préventive des utérines seulement, est de grande valeur par ceux de ses procédés qui évitent tout morcellement aussi bien du corps que du col. Elle soutient la comparaison avec la 4ᵉ classe (simplicité maxima, aucun morcellement, aucune hémostase préventive), car si l'une (la 3ᵉ classe) est moins simple, par suite du placement préliminaire de fils ou de pinces sur l'utérine, par contre, elle facilite mieux le dégagement par une libération plus complète du col.

ces sections n'ont pas pour but de réduire de volume la masse à dégager. Voir les conclusions analogues de Pichevin : De l'extirpation totale de l'utérus par le vagin, Paris, 1897, p. 68 : « La matrice ainsi fendue n'est pas morcelée, pas plus qu'elle ne le serait en cas d'hystérectomie abdominale, par exemple, si l'opérateur faisait une incision sur le fond de la matrice, pour donner prise à des pinces destinées à soulever cet organe. » (Pichevin.)

Résultats.

I. *Résultats immédiats. Gravité de l'opération.*
— Il est à peu près impossible de se faire une idée absolument exacte de la gravité et de la mortalité opératoire de l'hystérectomie vaginale, si l'on ne s'en rapporte qu'aux chiffres. Jamais la valeur nulle des statistiques collectives n'a été plus éclatante que dans la question qui nous occupe. C'est par milliers que se comptent aujourd'hui les interventions de ce genre, et lorsqu'on s'efforce de les rassembler en tableaux, forcément incomplets, on arrive aux résultats les plus étranges qui se puissent concevoir. Nous pourrions remplir un volume entier de dates et de nombres d'opérations, et ce travail pénible terminé, nous arriverions à des résultats surprenants. Pozzi, à plusieurs reprises, a tenté cette étude statistique. Jusqu'en 1877 la mortalité était de 82 p. 100, d'après Brunner. De 1877 à 1884, elle tombait à 32 p. 100 d'après le même auteur. Mundé, à cette époque (1884), ne trouvait que 28 p. 100. Deux ans plus tard, en 1886, Martin (de Berlin), ne dressant qu'une statistique de sélection basée sur la pratique de six des gynécologues allemands les plus compétents, trouvait 15,1 p. 100. En 1887, Hache, dans un travail collectif celui-là, et basé sur un nombre considérable de cas, arrivait à 24,47 p. 100. Plus l'on réunit de cas, plus le coefficient de léthalité paraît devenir considérable, même avec les perfectionnements de la technique. Il ne nous serait pas bien difficile de prouver, avec les chiffres, que dans dix ans, avec l'asepsie et l'habileté croissante, la proportion pour 100 de mortalité deviendra plus considérable qu'en 1877 !

Il est sage de renoncer dès maintenant à chercher la vérité par ce moyen. Les résultats curieux auxquels on aboutit tiennent à maintes raisons. D'une part tous les inexpérimentés possesseurs d'une seule observation ou deux terminées par la mort fourmillent dans ces relevés généraux, et comme l'a écrit Pozzi, « on risque fort, avec de pareils dénombrements, d'obtenir la mortalité inhérente aux opérateurs et non à l'opération ». D'autre part, les cas les plus dissemblables se trouvent mélangés pêle-mêle : les cancers du corps avec ceux du col, les sarcomes avec les épithéliomes, les cancers propagés avec les petits cancers limités. Chacun comprend l'indication opératoire un peu différemment, et l'un accepte d'opérer alors qu'un autre trouve le cas au-dessus des ressources de l'art. Il faudrait réunir, dans le classement, des chirurgiens tous de même capacité et de même valeur ; séparer en catégories distinctes, les cancers petits et limités, les cancers ayant déjà envahi le seuil du vagin ; les formes ulcéreuses, les formes végétantes, les cancers des cachectiques : ceux des femmes encore résistantes, ceux du corps, ceux du col, ceux des femmes jeunes ; des femmes âgées, des femmes enceintes, etc., etc. Un tel travail est impossible, et les résultats en seraient encore entachés d'une foule d'erreurs grossières.

Voici, a-t-on dit, un moyen de tourner la difficulté. N'admettez que la pratique de chirurgiens dont l'habileté et l'expérience sont avérées. Voyons ce que donne cette nouvelle interprétation des chiffres : la première statistique qui répond à ce desideratum est celle de Martin en 1886. Elle est déjà connue, mais nous la reproduisons, parce qu'elle va nous servir de criterium.

Statistique N° I (jusqu'en 1886).

Fritsch.	60 opérations avec	7	morts.
Léopold.	42 —	4	—
Olshausen.	47 —	12	—
Schrœder et Hofmeier.	74 —	12	—
Staude.	22 —	1	—
A. Martin.	66 —	11	—

311 opérations avec 47 morts.
Soit environ 15,1 pour 100.

En face du tableau précédent, j'en établis un, procédant également par sélection, et comprenant aussi six chirurgiens compétents, ayant publié leur pratique depuis 1886 jusqu'à 1897 :

STATISTIQUE N° II (depuis 1886 jusqu'en 1897).

Terrier (1), en 1891	34 opérations avec	7 morts.
Doyen (2), en 1893	23	—	2	—
Segond (3), en 1891	33	—	7	—
Quénu (4), de 1892 à 1895	11	—	0	—
Richelot (5), jusqu'en 1894 : 44 cas avec 3 morts ; de 1894 à 1895 : 14 cas avec 3 morts	58	—	6	—
Bouilly (6), jusqu'en 1897	127	—	25	—

286 opérations avec 47 morts.
Soit 16,4 pour 100.

Il est difficile d'obtenir deux tables plus comparatives, et voici que j'arrive à conclure que depuis 1886 jusqu'à 1897, malgré les perfectionnements de la technique, malgré l'antisepsie, puis l'asepsie, plus soignées, malgré l'habileté croissante des opérateurs, la mortalité de l'hystérectomie vaginale pour cancer a augmenté de 1,2 pour cent depuis dix ans.

Est-ce donc affaire de nationalité ; je vais remplacer ma statistique française par six chirurgiens compétents, étrangers, ayant également opéré depuis 1886 à 1897 :

---

(1) Terrier. — *Bulletin de la Société de Chirurgie*, 1891.
(2) Doyen. — *Archives provinciales de chirurgie*, tirage à part, 1893.
(3) Segond. — *Bulletin de la Société de Chirurgie*, 1891.
(4) Quénu. — *In* thèse de Pératé, Paris, 1896.
(5) Richelot. — De l'hystérectomie vaginale, Paris, 1894, et Congrès français de chirurgie, 1895.
(6) Bouilly. — *Semaine gynécologique*, 18 mai 1897.

Statistique N° III.

Léopold (1), jusqu'en 1889. .	80	opérations avec	4	morts.
Kaltenbach (2), jusqu'en 1889.	53	—	2	—
Dimitri de Ott (3 , jusqu'en 1895 . . . . , ...	30	—	0	—
Landau (4), jusqu'en 1895 . .	110	—	8	—
Olshausen (5), de 1894 à 1896 .	100	—	1	—
Jacobs (6), jusqu'en 1897 . .	65	—	1	—

438 opérations avec 16 morts.
Soit 3,65 pour 100.

C'est-à-dire qu'une malade opérée en France aurait 13 fois plus de chances de succomber que si elle est opérée à l'étranger ; ou, sous une autre forme, que les chirurgiens français tuent 16 malades, alors que les chirurgiens étrangers en tuent seulement 3 !!!

Je vais plus loin dans la sélection, et je la résume aux deux opérateurs qui ont de l'hystérectomie vaginale pour cancer la plus grande expérience, l'un opérant en France, l'autre à l'étranger, tous deux dans le même laps de temps, et sur un nombre de malades sensiblement équivalent.

Statistique N° IV.

Bouilly (7).	127 opérations avec	25 morts.
		Soit 19,68 pour 100.
Landau (8).	110 opérations avec	8 morts.
		Soit 7,29 pour 100.

---

(1) Léopold.—D'après Munchmeyper, *Archiv. f. Gynæcol.*, 1889
(2) Kaltenbach. — *Berlin. Klin. Wochens.*, 1889.
(3) Dimitri de Ott. — *Ann. de gynécol.*, octobre 1889, p. 241.
(4) Landau. — *Berlin. Klin. Wochens ,* 1895.
(5) Olshausen. — 25ᵉ Congrès allemand de chirurgie, séance du 29 mai 1896.
(6) Jacobs.— *Journal d'accouchement* du professeur Charles, 15 août 1897.
(7) Bouilly. — *Semaine gynécologique*, 18 mai 1897.
(8) Landau.— *Berliner Klinische Wochenschrift*, 1895.

C'est-à-dire qu'il y a plus que la différence du simple au double !!!

En 1892, M. Pozzi (1) croyait exprimer à peu près les progrès réalisés en admettant comme moyenne 5 pour cent. M. Bouilly, en 1897, pourrait trouver là un optimisme excessif puisqu'il perd 19,68 pour cent de ses opérées ; et si M. Bouilly reportait la discussion sur le terrain général pour justifier son pessimisme, il aurait encore raison puisque la dernière statistique collective la plus étendue, celle de Byrne (2), en 1896, portant sur 1.273 cas, accuse encore 14,6 pour cent de mortalité (3).

Je cesse ici cette bataille de chiffres que j'ai prolongée un instant avec le double soin d'éviter tout groupement habile et celui de rendre les termes de comparaison aussi similaires que possible. J'ai voulu faire ressortir qu'il n'y a rien à espérer dans cette voie ; on a même entrevu que la preuve par les statistiques nous amène à des résultats absurdes. Cependant, il nous faut conclure et donner notre impression. Ne tenant aucun compte des chiffres, voici ce que nous croyons pouvoir dire : les hystérectomies vaginales pour cancer paraissent plus graves que les amputations du sein pour néoplasme ; mais elles supporteraient victorieusement, à notre avis, la comparaison avec les exérèses étendues pour cancer de la langue.

Les hystérectomies vaginales pour cancer sont, comparées à celles faites pour fibrome et pour suppuration pelvienne, d'un pronostic opératoire plus mauvais. Ce sont elles qui assombrissent les statistiques individuelles des grands hystérectomistes. A ce sujet, Richelot pense comme Bouilly, pense comme Landau, etc. Nous croyons toutefois qu'en possession d'une bonne

---

(1) Pozzi. — Traité de gynécologie, 1892.
(2) Byrne. — *Med. News*, 13 juin 1896.
(3) Voir aussi Vauwerts. In *Gazette des Hôpitaux*, 1898.

technique, le chirurgien qui mettrait un soin tout particulier à discerner les cas et à bien préciser les indications opératoires, qui ne se laisserait pas entraîner à intervenir dans des cas qui dépassent la zone d'opérabilité, aurait des résultats sensiblement équivalents à ceux qu'on obtient pour fibromes et pour suppurations pelviennes.

Les hystérectomistes qui ont la plus grande expérience *pour cancer* : Bouilly, Richelot, etc., s'accordent à exprimer que leurs succès sont plus fréquents aujourd'hui qu'il y a quelques années. Ils ont conscience d'être en évolution vers le progrès, et chacun a le droit d'espérer mieux encore par l'avenir.

Quant à la cause de la mortalité, elle varie un peu. De 1880 à 1890, les opérées succombaient surtout et d'hémorragie et de shock-septicémie. Actuellement, les morts par hémorragie ont presque disparu avec nos techniques, mais le shock et la septicémie demeurent bien fréquents dans l'hystérectomie pour cancer. Le morcellement et le déchiquettement d'utérus, aussi septiques que ceux du cancer, ne seraient-ils pas un facteur important dans la persistance du taux élevé de la mortalité septicémique ? Nous l'admettrions volontiers et pourrions peut-être trouver là un nouveau grief contre les hystérectomies morcelantes, s'il était besoin encore de faire leur procès après ce que nous avons exposé dans l'étude de la technique.

Résultats éloignés. Valeur thérapeutique de l'hystérectomie vaginale pour cancer. — Chacun connaît les conclusions auxquelles nous allons aboutir : les résultats éloignés sont médiocres, les guérisons *durables* sont la grande exception ; quant aux guérisons *définitives*, personne n'est en droit d'en soutenir l'existence, puisque des récidives ont été vues après trois ans, après quatre ans, après cinq ans, alors qu'on croyait le succès remporté pour toujours. Il nous serait encore possible de tenter de résoudre le problème des résultats éloignés à coups de statistiques, et ce serait un moyen d'arriver encore à des conclusions paradoxales. Il y a des statistiques si belles qu'elles font naître la méfiance, il y en a d'autres trop sombres. Mais si nous n'avons pu, par les chiffres, établir l'exacte ou même l'approchante mortalité immédiate, les chiffres, cette fois, s'accordent tous pour proclamer la médiocrité des suites lointaines. Nous ne citerons que deux statistiques, l'une collective, l'autre individuelle, qui sont les plus récentes : après avoir colligé plus de 400 cas tirés de la pratique française, Lairé (1) termine en ces termes : « *La récidive est la règle*, elle est extrêmement fréquente dans la première année, diminue un peu dans la deuxième année, puis dans les suivantes. » Reportonsnous maintenant à la statistique individuelle française la plus récente et la plus étendue : celle de Bouilly (127 cas), statistique qui n'est pas reproduite dans le travail de Lairé. Bouilly écrit : « Quel que soit le siège initial du néoplasme, quel que soit l'âge des malades, le pronostic thérapeutique reste le même que celui du cancer en général : *la récidive, le plus souvent prochaine, plus rarement éloignée, est la règle absolue,* la guérison vraie paraît être tout à fait exceptionnelle. » Donc, accord parfait ; telle est, sans aucun doute, la triste réalité.

Existe-t-il des formes plus immédiatement décevantes que certaines autres ? Oui, certainement ; nous avons déjà parlé de la carcinose galopante de l'utérus chez les jeunes femmes, ou celles qui nourrissent, dont Tillaux, Tédenat, Pozzi, Bouilly ont opéré quelques exemples, et qui, malgré l'hystérectomie, ont évolué comme les pires des cancers. Il faut peut-être aussi établir une différence entre les cancers du corps et ceux du col. Le

---

(1) Lairé. — Résultats de l'hystérectomie vaginale dans le cancer, thèse de Paris, 1896.

Dentu (1) croit les premiers un peu moins graves ; au contraire, Bouilly, Jacobs les considèrent comme également mauvais.

S'ensuit-il que l'hystérectomie vaginale soit inutile (Prior) dans le cancer utérin et qu'il nous faille désarmer ? Nullement, et bien au contraire, nous estimons que c'est pour nous un impérieux devoir de l'appliquer chaque fois qu'elle est indiquée. Ou bien renoncez à la chirurgie de tous les cancers, ou bien, si vous admettez l'extirpation de la mamelle et de la langue, ne faites pas exception pour l'utérus, car des trois opérations radicales, les résultats éloignés se valent, et des trois l'hystérectomie vaginale n'est vraisemblablement pas la plus meurtrière. En matière de néoplasme, nous devons nous montrer modestes et nous contenter de peu. Il faut faire l'exérèse totale, vaginale disons-nous aujourd'hui, abdominale dira-t-on peut-être demain, parce que ses résultats sont loin d'être nuls, et qu'ils peuvent encore nous réserver des surprises dépassant nos espérances à un double point de vue.

I. A titre *palliatif*, l'hystérectomie procure parfois des bénéfices temporaires réels. Elle supprime d'emblée tous les symptômes pénibles, dans la période intercalaire qui sépare l'opération de la récidive. « Les malades peuvent avoir l'illusion et ont tous les bénéfices de la guérison radicale et complète. Plus d'hémorragie, plus de perte d'aucune sorte, plus de douleurs, aucune gêne fonctionnelle, aucune apparence visible de mutilation, elles ont du coup l'idéal du résultat opératoire. » (Bouilly.) On voit même des résultats excellents et inattendus du côté de l'état général comme chez cette opérée dont parle Richelot « pour qui l'influence de

---

(1) Le Dentu. — Pronostic de l'hystérectomie vaginale dans les cas de cancer de l'utérus. *Semaine gynécologique,* 14 décembre 1897.

l'opération fut presque extraordinaire ; la malade reprit vite de l'appétit, ses forces et un teint normal ; on l'appelait dans le service : la femme déjaunie ». Bref, l'hystérectomie est la meilleure des opérations palliatives (Bouilly). Mais il y a mieux à attendre encore.

II. *Elle peut donner des survies.* — Par survie il faut estimer l'espace de temps compris non pas entre l'opération et la date de la mort, mais entre l'opération et la première trace de récidive. Or, ces guérisons prolongées existent certainement ; elles ne sont même pas la rarissime exception, puisque chacun en compte un ou plusieurs cas à son actif. On a cité il y a quelques années des survies de 2, 3, 4, 5, 6, 7 ans, empruntées à la statistique de Léopold. Richelot rapportait en 1894 des faits analogues de G. Reverdin, de Dimitri, de Ott, de Thuin, de Olshausen, datant de 4, 5, 7 et même 9 années. Sans sortir de France, et plus récemment, nous avons pu facilement multiplier ces heureux exemples. Une des 19 opérées de Pozzi a été retrouvée sans récidive après 3 ans ; — deux des 11 opérées de Quénu ont été revues sans récidive l'une après 3 ans, l'autre après 6 ans ; — une de Terrier et Hartmann après 5 ans et une autre après plus de 3 ans ; — 3 des 12 opérées de Hartmann ont été revues sans récidive après 3 ans ; — une des 15 opérées de Ricard après 4 ans, et une autre après 2 ans ; — 3 des 15 opérées de Schwartz après plus de 4 ans, plus de 3 ans, plus de 2 ans ; — 3 des 31 opérées de Routier après 5 ans, après 3 ans 1/2, après 3 ans ; — une des 127 opérées de Bouilly est restée sans récidive pendant 4 ans 1/2 ; — une de Le Dentu pendant 6 ans et 6 mois ; — et surtout 10 des 62 opérées de Routier ont été revues guéries après 9 ans 1/2, après 9 ans, après 6 ans, après 5 ans 1/2, après 5 ans, après 4 ans 1/2, après 4 ans 1/4, après 4 ans, après 3 ans 1/2, après 3 ans. Voilà des résultats bien consolants. En résumé : l'hystérectomie vaginale pour cancer dans ses suites éloignées peut supporter la comparaison avec les opérations radicales pour cancer de la langue, et pour cancer du sein ; concluons donc que « le mieux que nous ayons encore trouvé, c'est l'hystérectomie et voilà pourquoi nous ne cessons de plaider sa cause » (1), que cette hystérectomie d'ailleurs soit vaginale ou abdominale.

(1) Richelot. – *Loco citato.*

PARIS. — IMP. V. GOUPY, G. MAURIN, SUCC., 71, RUE DE RENNES.

www.ingramcontent.com/pod-product-compliance
Ingram Content Group UK Ltd.
Pitfield, Milton Keynes, MK11 3LW, UK
UKHW021737090726
13657UKWH00002B/766